実践に活かす!
精神科看護
事例検討

編集 末安民生（天理医療大学）

❖ 編集者
末安民生　　（天理医療大学）

❖ 執筆者（50音順）
末安民生　　（天理医療大学医療学部看護学科）
髙田久美　　（南部町国民健康保険西伯病院地域連携室）
西池絵衣子　（天理医療大学医療学部看護学科）
吉川陽子　　（佛教大学保健医療技術学部看護学科）

❖ 執筆協力者（50音順）
浅川佳則　　（長尾会ねや川サナトリウム）
大谷須美子　（信貴山病院ハートランドしぎさん）
加藤武司　　（大阪府立精神医療センター）
加藤由香　　（小憩会ACT－ひふみ）
木村一美　　（以和貴会金岡中央病院）
佐土原栄二　（国立病院機構舞鶴医療センター）
谷口早苗　　（国立病院機構舞鶴医療センター）
三宅美智　　（天理医療大学医療学部看護学科）
鎗内希美子　（以和貴会金岡中央病院）

序文　「過去の自分に戻って，今の自分が語る」

　看護学校で初めて精神科の病棟実習に行ったときのこと．
　その病棟では，患者さんは毎日の日課に従って同じことを繰り返しているように見えた．朝から定位置の柱の陰で，すくんだような表情で看護室や玄関を見つめている人．静かに部屋で編み物をしている人．夕方になるのが待ちきれずに病院の近所の銭湯に連れだって出かける人たち．静かな毎日が繰り返されている．人々は互いに距離をとりながら行きかう．前のめりに歩く人，片方の肩を落として歩く人，穏やかな歩調で廊下を往復する人．その姿はときおり緩やかに交錯するが，交わることはまれである．
　退屈という雰囲気なのではなく，あえていえば何かを待っているのではないか，と思えるような，手もちぶさたに見せながら緩やかに身構える人たち．なんとも不思議な世界だった．全部が見えているのに見えない何かが気にかかった．

　実習の終わりのカンファレンスで，見たまま感じたままを指導者に話してみた．その指導者からの返事は，「患者さんの生活をよく観察すればわかるけれども，患者さんにとっては一日として同じ日はない」というものだった．言われてみれば確かにそうなのだった．何げない会話のなかに季節の移ろいや，その日の食事，主治医のネクタイの柄，今日の夜勤看護師，何年か前に転棟していった患者さんの消息，さまざまな話題が移っていく．だが，そのときの私には話題に相づちをうつことくらいしかできなかった．わからなかったのだ，何を話せばよいのかが．時は過ぎて，思えば，私も当時の患者さんたちの年齢に近づき，追い越している．今なら，当時の患者さんたちの話題の意味が少しはわかりそうだが，確かめられない．一緒の話題で話し始め，確かめたかった．いったい誰を待っていたのかを．

　慣れてしまっている日常の出来事の繰り返しは，無意識のうち定式化する．
　人はものごとを行うときには，全て自分で意識的に行っていると思っているが，とるべき行動の意味をいちいち確かめながら，意識的に動いていることなどはたかが知れている．実際，あっという間に一日の時間が過ぎていく．毎日，その意味を考えてはいないのではないか．それなのに，患者さんには行動の意味を根掘り葉掘り尋ねる．不可解であればあるほど患者さんへの質問は重ねられる．

　患者さんの，一見，手もちぶさたに見えるその姿には，それぞれに目的があったのだろう．自分がここにいる目的は，誰かの迎えを待つことなのだが待ち人は来ない．待ち人は来ないかもしれないとわかったときに，あきらめてしまうのか，それともあきらめはしないのか．少なくともこの人たちは律儀に待ち続けていたのではないかと思う．
　あきらめずに待ち続けるのか，待つのを止めるのか，その差は行為として現れると大きい．だが，一見，待つのをあきらめていたように見えていたこの人たちの心情には，迎えの人を待ち続けているゆるぎない信念があったのではないか．それまでの時間を，ここに居場所を定めて互いには邪魔もせず，「仲間」と時間をすごしていたのではないのか．
　患者さんが現しているその場での姿と行動を今，考えてみると，病状としてだけ見ていた不思議な決

まりごとや偏ったこだわり，立ちすくむような雰囲気の行動の意味は異なった意味を語りだす．

患者さんは，誰かに見せるためなのではなく，ごく自然にその場に居続けるスタイルをつくっていただけなのだ．だとしたら，その真意と心情に応えるのが私たち看護師の役割ではないのか．

事例検討は日常の混沌のなかにいる自分を参加者の経験のなかに位置づける．気がかりの現場に戻ること．「過去の自分に戻って，今の自分が語る」ことによって，落ち着きを取り戻す．行動の意味をわかるために，その場にはたらく感情の動きを読み，解き明かしていく．

そもそも，ものごとに接するスタイルは人によって違う．自分にとって，扱いにくいことは少しでも楽になるように遠ざけるし，対応の仕方は変わる．

一人で過ごすときの動作さ，同じ方法でなくてはいけないと誰が決めたわけではないのに，少数派は疎まれる．生活していくうえでの適応力のズレをさして「生活の障害」といい，情報交換の難しい人を「コミュニケーションの障害」と「障害のない人」たちが決めているのだ．見る人と見られる人は出発地点から重なってはいない．見えていないのに医師の治療方針を受け「看護計画」を立てる．患者とは，ますますすれ違ってしまっていたのだ．

前述した病棟では，とてもゆったりとした時間が経過していた．窓の外には木々の緑が風に揺れている．この穏やかな時間の意味がわからなかったのは，その静けさが何の変化も生んでいないように重なって見えてしまったからなのだろうか．

そして，就職し病棟勤務をして最初にわかったのは，患者さんは実に多彩であり個性的で一人ひとりにもち味があることだった．むしろ看護師の影のほうが薄いくらいであった．学生のときに感じていた私の「問い」は，急性期の病棟を除いては，ほぼ生活が自立している人たちが，なぜ長期入院をしているのか，ということに変わった．先輩たちは，そのうちに自然にわかるよ，とすげない返事であった．心がせいた．この病棟にいるうちに受け持ちの患者さんを退院させないと，やがて老いて家族と交流することなく死を迎えるだろう．家族との交流が目的ではないとしても，一日でもよいから退院してもらいたい．

入院が30年を超えている患者さんの家族に連絡を取り，面会の要望を伝え反応を待ったが，無しのつぶてであった．そのような私の行動を見て先輩の一人は，患者さんはここにいるから安定している「苦手な勝負はさせるな」と言った．確かに再入院を繰り返している人々の記録を読むと，そんなものなのかとも思えた．だが，この患者さんはついに30余年ぶりに妹との再会を果たすことができた．緊張した場面ではあったが忘れられない場面になった．先輩たちも「やればできるんだな，もうやれることはやりつくしたと思っていたのだが」と話しながらも，私の行動はやりすぎだ，猪突猛進だとお叱りも受けた．ここにいる人たちは社会に居場所がないのだ，苦しくつらい人生からせっかく静かに暮らせる場が得られた人なのだから「寝た子は起こすな」という言葉を言われたときには少しこたえた．患者さん

のなかには「私なんか退院は無理です」「そっとしておいてほしいです」と言葉少なに話す方もおられた．生きる場所での枠組みが固定化し，人とのつながりもパターン化してくると，新しい気持ちで生きていこうという意欲は失われてしまうのだ．看護師はいったい何の役に立てるのだろうか．

　昭和33年6月1日，日本精神科看護協会主催の初めての精神科看護研究会が三重県松坂市で開催された．ここに私の勤務していた東京都立松沢病院からの「無為閉居の患者を如何に動かしたか」という研究発表がなされている．80人の患者を10人の看護人(看護師，看護助手)でレクリエーションを中心に院内外の活動を行った経過が収録集(p.63-69)に記録されている．
　「その大部分の人達が家庭からの連絡文通もなく，いわば肉親から見離され，終日ごろごろと寝ころんだままで居たり，或いは廊下につったったり，病室の片隅にうづくまったきりで，暗い毎日をくりかえし此の世の終わりを待つばかりの人達でありました」．そして「何とかもっと人間らしい生活に一歩でも半歩でも近づいてもらうことができないであろうか」と試みが展開されていった結果，「患者の動きそのものが，私たちの刺激になり，励みとなった」「この自信から私達は今迄の消極的な看護の有り方について反省し，もっと治療に大きな影響を及ぼす様な，積極的な看護について，新しい希望と抱負を持つものであります」と結んでいる．今からみれば，生活療法＋社会療法ともいえる活動が続き，私はその20年後に看護師として先輩たちの「意志」を無意識に引き継いだのだと思う．先輩看護師たちは気づいていたし，精一杯に取り組んでいたのだ．

　学生のときからの「問い」は，今も継続している．この精神科看護師の根本問題である「問い」に応えてくれたのが事例検討会であった．全国に同じ思いをもっている看護師がたくさんいることを知ったことだけでも驚いたが，そこで学んだのは「病院に来る前に"患者"であった人はいない」「もしその人が患者でないとしたら…どのような人なのか？」という参加者の発言であった．今も私の口から出てくるその言葉は，事例検討会での対話から私が学んだ言葉であり，患者との向き合い方の根幹をなしている．後に読んだ米国の精神科医サリヴァンのセミナーの記録にも同じ文言を見かけた．

　精神医学は，個人の差，他人との違いを優先的な観察の事項としているが，その結果，人への見方が狭まる．その見方から外れる部分，人としての個性や人柄は軽視される結果になった．
　事例検討は看護師のこころのどこかに引っかかっていたところを見据えることから始まる．人の暮らし方など，患者の存在の輪郭全体を見ることができる面白さがある．ものごとの核心は，必ずしも中心にあるとは限らないし，日常の細部に目を向けていけてその人が見えくるのはとても嬉しいものである．人の部分と全体をとらえるかかわりとしての精神科看護にもっともふさわしいのが，事例検討という方法であると私は強く思う．

末安民生

本書を読む前に──なぜ事例検討を行うのか──

新しいかかわりを生み出す能力

　本書は，事例検討を看護の実践に活かすためのノートである．

　事例検討は複数の参加者による自己学習と相互学習を兼ね備えた学習方法であり，実践能力を自ら高めていくための方法である．さまざまな病院や大学，地域の有志が集まる場で少しずつ異なる方法によって行われ，日々，戸惑いや迷いが起こる臨床において活かされている．

　看護のかかわりの場面は，人と人のコミュニケーションの場面であり，そのコミュニケーションは言葉や身振りだけではなく，その場の雰囲気を含んだ相互交流によって行われている．伝わり方にはコミュニケーションにおける文法のような約束があり，より正確に相手につながるように工夫されている．しかし，このコミュニケーション文法の使い方がなかなか厄介なのである．

　なぜならコミュニケーションの発信には，個人の感性や理性，知性が複雑に関係しているからである．つまり，何が伝わるのか，何を伝えたいのかには個人差があり，そもそも精神科看護のかかわりで発揮されるコミュニケーションには精神科病院の存在が強くかかわっている．もっと厄介なことに，コミュニケーションの文法は患者とかかわっている瞬間には意識されにくいのである．

　「意識しないで患者にかかわっていたこと」を振り返りながら理解していくことは，事例検討の機能として，とても大事である．つまり，かかわりの場面で何が起こっていたのかなど，意識されていなかったかかわりを見直すことができるからである．

　普段の生活では自分のからだの重さを感じずに過ごしているが，熱が出たり怪我をしたりすると，からだの自由が利かなくなり，自分のからだの重さを意識する．「重力の存在」が自分に影響していることに思いが向くのである．事例検討もまた，患者とのかかわりの後に残る戸惑いや異和感という「重力の存在」によって，自分の気持ちへ影響している要素を意識できる．

　事例検討は自分の行った看護のかかわりを手がかりにして，看護師や患者の関係のみならず，個人の感性や理性，知性の傾向を解きほぐしながら，看護師の「新しいかかわりを生み出す能力」を高めていくことになる．

　だが，学習や能力の向上には関心がないという人もいる．看護師(准看護師も含む)は，資格を取得し病院に勤務している専門職である以上，経験を積めば熟練看護師になれるという考えである．

　私はそのような考えには反論したい．たとえば，スポーツ選手や音楽家などプロの世界でも，熟練度を上げるためにコーチやトレーナーが伴走し，選手の成績を上げ，選手生命を少しでも長く保とうとする．科学研究の世界でも，その分野で秀でた業績を残している人たちは，コーチとは少し意味合いは違うものの，研究の先駆者との良い意味での競争や，協力体制があることによって切磋琢磨し，より高い発見や発明を競い合っている．また，スポーツでいえば，反復的にただ鍛えて体力増強を図るのではなく，

栄養やメンタルヘルスの強化も取り入れている.

　資質と基本的な訓練だけでは，ある程度の水準までの技術の到達しか得られない．自分の技術をより高めていくためには，コーチの指導を受け，他分野で得られた知識を活用することが，自らの技術を高めることになる．それがプロフェッショナルの前提なのではないだろうか.

　人を支える専門職の仕事もまた，このプロフェッショナルの前提に含まれる．看護師の資格を得ても，複雑な問題を抱えた患者に出会えば，同僚と一緒にかかわりの糸口を探し出そうとするのが原則であるはずだ.

看護師が孤立しない実践的な学習方法

　精神疾患の患者のなかには，かかわろうとしてもなかなか言語，行動に「反応がみられない（という反応）」が続くことがある．看護師の戸惑いや異和感は，やがて自分が問われているような感覚となるだけではなく，動揺につながっていく．しかし，看護のかかわりは「難しい患者」であっても避けられず，対峙しなければならない瞬間の連続である．いくつかのアプローチが挫折すると，やがてそのかかわりには意味があるのかと戸惑い，迷いはさらに深まり，看護師を孤立させる.

　そのようなときに頼りになるのは，知識や経験を豊かにするための研修と自己学習である．しかし，自ら学び，自らの看護に活かす自己学習だけでは限界がある．事例検討は自己学習の限界を超える，今までのかかわりを見直せるようなグループによる相互学習の場である．これは，患者とのかかわりのなかにこそ看護師の戸惑いや異和感の原因が隠されていることを明らかにする，「看護師を孤立させない実践的な学習方法」である.

　本書では「聞いたことはあるけれど正確な意味が解らない用語」や，少し耳慣れない言葉にも接してもらいたい．実践的事例検討のライブ集録も含めて，まずは読みやすい章からページを開いてほしい.

末安民生

実践に活かす！
精神科看護 事例検討

CONTENTS

序文 …………………………………………………………………………… 末安民生　iii
本書を読む前に—なぜ事例検討を行うのか— …………………………… 末安民生　vi

1章 事例検討とは何か
1．ケアを見直す場としての事例検討—「かかわり」を「生み出す力」— …… 末安民生　2
2．ケアを語ることの怖さと心地よさ ……………………………………… 末安民生　5
3．事例検討にはさまざまな「かたち」がある!? ………………………… 西池絵衣子　12
   - column　事例検討から得られること ………………………………… 西池絵衣子　15

2章 事例提供における事例の選び方とまとめ方
1．事例の選び方 ……………………………………………………………… 吉川陽子　18
   - column　過去に事例提供したことのある患者 ……………………… 吉川陽子　19
2．事例報告用紙のまとめ方 ………………………………………………… 吉川陽子　23
3．倫理的配慮 ………………………………………………………………… 吉川陽子　27

3章 事例検討会の進め方
1．事例検討会の流れと役割 ………………………………………………… 　　　　　30
2．事例検討会の準備 ………………………………………………………… 西池絵衣子　32
   - column　事例検討を始めるきっかけ ………………………………… 西池絵衣子　33
   - column　事例検討会において記録をとることの意味 ……………… 西池絵衣子　36
3．事例検討会のはじまり …………………………………………………… 高田久美　38
   - column　初めての自己紹介 …………………………………………… 高田久美　40
4．参加者の役割 ……………………………………………………………… 高田久美　42
5．事例提供者の役割 ………………………………………………………… 末安民生　46
   - column　事例提供者を経験して ……………………………………… 末安民生　49
6．ファシリテーターの役割 ………………………………………………… 高田久美　50

7．事例検討会におけるファシリテーターの実際 ……………………… 高田久美　56
8．事例検討会の終わり …………………………………………………… 西池絵衣子　72
　　column　アフター・ミーティング ………………………………………… 吉川陽子　73

4章　事例検討会の展開—模擬事例を中心に—

1．事例検討のはじまり ……………………………………… 末安民生，西池絵衣子　76
　　column　事例検討にはさまざまなスタイルがある ……………………… 西池絵衣子　80
2．事例検討の展開 …………………………………………… 末安民生，西池絵衣子　81
　　column　時間を気にかける人，司会者の役割 …………………………… 西池絵衣子　96
3．事例検討の終わり ……………………………… 末安民生，西池絵衣子，高田久美　97
　　column　「語られていないこと」を聞く—ファシリテーターとしての役割を終えて— ………
　　………………………………………………………………………………… 末安民生　104

5章　事例検討で語られるケアの世界

1．「マイナスの場面」から得る新たな力 ………………………………… 末安民生　110

❖ 付録

1．事例報告用紙 …………………………………………………………………… 118
2．プロセスレコード ……………………………………………………………… 119
3．記録用紙 ………………………………………………………………………… 120
4．事例検討会後の事例提供者の感想 …………………………………………… 121
5．読んでほしい図書一覧 ………………………………………………………… 122

あとがき …………………………………………………………………… 末安民生　124
索引 ………………………………………………………………………………… 127

1章 事例検討とは何か

1 ケアを見直す場としての事例検討
— 「かかわり」を「生み出す力」 —

▶▶ 精神科事例検討の歴史と枠組み

　事例検討は自己のケアを考えるための一つの方法である．
　提供された一つの事例をめぐり，経験が語り合われることをとおして，これまでの自分の看護のやり方とは違った見方・経験が示され，重ね合わされる．その体験は直接，自分の看護を変えてしまうようなものではないが，かかわりが行き詰まっているような関係にある患者への看護を考え直す余裕や，自分らしい看護を続けていきたいという勇気を得ることができる．
　精神科看護の分野では，かかわり方に正解はないといわれる．だが，正解に近づきたいとき，そこまでは求めなくとも何とかかかわりの糸口が欲しいときに，新しい視点を生み出してくれるのが事例検討である．
　精神科看護師にとって，よりどころとなる事例検討は，多くの先輩看護師によって現在まで伝えられてきた．

❖ 4泊5日の事例検討会体験

　全国各地ではさまざまな事例検討が行われている．精神科看護の実践からの学びの一つの方法として事例検討を振り返るとき，その源流を30余年前まで遡ると，外口玉子編として出版された『精神科看護事例検討会ゼミナール　方法としての事例検討』(日本看護協会出版会)の存在に出会う．この本は，外口が1970年代からかかわっていた，全国の事例検討を行っている病院や看護師に呼びかけたゼミナールの記録集としてまとめられた．
　外口はこのなかで，精神科看護の担い手が「どのように"事例検討"を積み重ねているのか」「なぜ"事例検討"なのか」「"事例検討"することによって何を学ぶのか」という問いを投げかけ，後述する事例検討を実践に活かすことの意義[*1]を確認するために，4泊5日の事例検討会を開催したのである．
　まだ新人であった筆者もこの事例検討会に参加した一員である．外口を中心としたこの事例検討会は長きにわたって継続され，全国の病院や職能団体の教育研修に引き継がれ，各地の精神科事例検討会の広がりに多大な影響を与えた．筆者はこの事例検討会で，新人から熟練した看護師まで，日々の看護のさまざまな疑問や戸惑い，同僚には話しづらいような患者と

[*1]
1章「3．事例検討にはさまざまな「かたち」がある!?」(p.12)を参照．

のやりとりなどに接することができた．患者に向き合うことで生じる言葉では説明しにくい不安や，抑えようとしても繰り返し起こってしまう怒りの場面などを，一つひとつ誠実に，かつ率直に語り合えることを学んだ．

この会では一つの看護の場面において，患者をめぐって沸き起こる感情体験について，「いったい自分のなかでは何が起こっていたのか」を参加者とともに時間をかけて徹底的に振り返った．「徹底的」というのは文字通り，夜を徹して話し合ったのである．現在，多くの事例検討会は，約束された時間に始まり，そして途中であっても終わる．これは討議に集中できる時間をあらかじめ明示し，検討会自体を長続きさせるための条件として用いられている．

しかし，司会進行役やファシリテーターの役割を学びたい人，精神科認定看護師，専門看護師のように，コンサルテーションの方法の一つとして事例検討の活用を考えている人にとっては，グループ活動の枠組み▶1 を学ぶためにも長時間にわたる事例検討の経験が必要になるのである．

▶▶精神科看護師として身につけたい方法

時間が経過しても解消されない疑問や戸惑いは，やがて不安や怒りに転嫁し，患者と向き合えなくなるのではないかという新たな不安につながっていく．そうなることは避けたいが，そのための手立てをなかなか見つけられないというときには事例検討会を活用したい．事例検討会では，自らに「問い」を立てる▶2 ことで参加者と語り合い，精神科看護を続ける力を得ることができる．事例検討の場においては誰もが安心して参加者の輪に入り，自分で話し出すことができる．これは「安全に学ぶことができる条件」として，必要な保障である．

精神科看護での行き詰まりや戸惑いなどを具体的な患者の事例をとおして「問い」とするのは，恥ずかしいことではないのだが，確かに緊張はするものである．だが，看護をすることによって生じる自らの感情と向き合い，看護されることによって生じる患者の感情を取り扱う職業としての看護師にとって，身につけておきたい方法を事例検討から学べるのである．

▶▶最も気がかりなことは何？

自分が立ち止まって自己の看護を話し出すためには，自分が行き詰まったり戸惑ったりした現場に舞い戻り，「なぜ，その患者との関係が気がかりになっているのか」を自問してもらいたい．その場に踏みとどまりながら発信してもらいたいのである．

このことは，今は患者がその場にいなくてもよい．退院した人や，医療中断をしている人，亡くなった人とのことでもよい．また，看護師の仕事として患者に向き合った結果の関係であればよい．最も気がかりになって

▶1　グループ活動の枠組み
グループ活動における集団の維持と個人の尊重に関するさまざまな境界（バウンダリー）のことである．
境界は，患者と自分の双方の安全を守ることであり，グループ活動を行うときの信頼の基礎である．

▶2
患者とのかかわりで自分の困っていることや感じていることを自分の言葉で表すこと．

一流音楽家は，「自然に行う演奏」と「指示通り行う演奏」を区別できるようになるために，セルフ・アウェアネス力（自己への気づき）を高める．そのために，ボディ・マッピングによって自分の筋肉や関節の動きを知り尽くし，体の上手な使い方を自己学習し訓練するそうである．

いるかかわった時間，そこで何が起こり，何を感じたのかを思い出して話し始めてもらいたいのである．

　「振り返りってけっこう面倒」「確かめるといっても思い出せないこともあるのに」などと，複雑に考えなくてよい．いたってシンプルに，なぜ自分はこの患者との関係を振り返ろうと思ったのかと，まず「自分に聞く」．そのことが「問い」になるのである．当然だが，「正解」が得られそうもない「問い」であってもまったく構わない．どのような検討になっていくのかは，その「問い」を参加者がどのように受け止めるのかによって始まるからである．事例検討にはさまざまなアプローチの方法[*2]があり，自分に合った方法を見つけることができるのである．

（末安民生）

[*2]
1章「3．事例検討にはさまざまな「かたち」がある!?」(p.12)を参照．

◎**参考文献**
・外口玉子，編．精神科看護事例検討会ゼミナール　方法としての事例検討．日本看護協会出版会；1981．
・菅　裕，訳．小野ひとみ，監訳．Ｄヴァイニング，著．トロンボーン奏者ならだれでも知っておきたい「からだ」のこと．春秋社；2012．

2 ケアを語ることの怖さと心地よさ

▶▶ ケアは孤立しやすい―大事なことは思い出せる

　「問い」をめぐる登場人物は，事例提供者である看護師と，かかわりのある患者，それをめぐる人々であり，その物語でもある．問いが発せられた場面とは，看護師と患者のあいだでケアを介して起こった出来事のため，当事者の看護師が誰よりもよくわかっているはずである．そのため，「確かなことがわからない」「記憶に自信がない」場合でも大丈夫である．

　参加者の質問が大切なのは，そのときのことを「思い出させてくれる」からである．何よりも大事にしたいのは，事例提供者である看護師が「患者の何かを語ろうとした」ことである．それが事例提供者にとって，恥ずかしかったり難しかったり感じられることであるにもかかわらず，そこまで事例提供の動機を高めたのは，看護師の「ケアを孤立させたくない」という思いのはずである．

　事例提供者は検討してもらいたいことについて「問い」，参加者は「聞いてみたいこと」を逆に「問う」．このやり取りは必ずしも最初から一致しないこともある．参加者はそれぞれ立場や経験が違うので，質問や意見は「自然な不一致」を示すこともあるが，そこが事例検討の「はじまり」の特徴である．

　だが，事例提供者が自分の看護に自信を失っていたり，気持ちがゆらいでいたりするときには，事例提供者が立ち戻った場所を思い浮かべて，看護師であれば何を見て，感じるのかを確かめるところから始める．言葉による説明に頼れない出来事などにおいても，参加者が看護師であるからこそわかる，経験に裏打ちされた「問い」を伝えることができる．これは参加者にとっても自らの看護を語ることであり，質問という形式をとりながら，自らの看護の振り返りにつながる自己の語りでもある．

▶▶ ケアに正解を求めない―看護師の健康の指標

　何にもない白紙の状態のような事例提供では，何をどこから聞いてよいか参加者も戸惑うので「走り書き」のようなものを用意してもらうことになる．その用紙の名前は「事例報告用紙」[*1]と仰々しいが，A4用紙一枚程にまとめられるものであり，このまとめを行う過程で，「問い」が明確になってくる事例提供者も少なくない．A4用紙一枚に経過や現状の記録

[*1]
2章「2．事例報告用紙のまとめ方」（p.23）を参照．

が収まらない場合は，追加で資料をつけてもよいが，できるだけコンパクトな準備を行いたい．また，事例提供者の準備の負担を減らすためにも，参加者の討議の時間をできるだけ確保するためにも，最初の資料で足りない情報は，口頭の説明で補えばよい．

そうでなくとも看護師は忙しく，ケアの場面におけるさまざまな感情的ストレスや職場のスタッフ間の調整業務にも対処している．特に精神科看護では，精神科固有の精神保健福祉法上の入院制度にかかわることや，看護倫理的な問題へも取り組まなくてはならない．うっかりしていると病棟全体を見渡す余裕もなく，担当患者の看護だけをしていて1日が終わってしまうこともある．

そのような時間が繰り返されると，次第に勤務時間だけが経過していくような，手ごたえのない自分らしい看護が失われていく危険がある．患者へのかかわりも表面的になり，部屋を訪ねたり直接会話したりすることを避けている自分に気づく場合もある．そのようなときは，自分の気持ちの安定は保たれているのか，いないのか，看護を行う健康な状態が維持されていないとしたら何が原因なのかを考えてもよい時期だといえる．このようなときにこそ，気がかりな患者についての事例検討をぜひ試みてもらいたい．生き生きとした看護を続けるために，事例検討を「看護師としての健康の度合い」を測る一つの指標として活用してもらってもよいのではないかと思う．

患者との関係性を保つためには精神科看護師としての表現力と言語による交渉能力が必要である．リスクマネジメントの観点だけではなく，患者にかかわる情報の収集と処理，分析の能力も必要である．現在，看護だけではなく教育分野でも注目されているのは，「エモーショナル・リテラシー」とよばれる概念である．自己と他者の「感情に振り回されずに感情を使いこなす能力」ともいわれ，臨床では必要不可欠な能力である．この力をつけるのにも，事例検討をはじめとするグループ活動は適していると考えられている．

事例検討では，自己と他者の感情とその相互関係を把握し，適切な関係になるようなかかわりがめざされる．事例検討に参加することによって，事例提供者と患者双方の感情交流，その意味を理解できる．いったい何が起こっていたのか，患者と看護師の関係性に影響している個人の感性を理解し，かかわりの文脈を読み解く能力が鍛えられるのである．宮本は，看護師に求められる感性として，周囲の環境からのさまざまな刺激に対する敏感さと，刺激の意味を深く読み取る解釈能力が必要であると述べている．

事例検討はもともと，看護師が対応を難しく感じることをテーマにして

いる．感情や行動について解釈するためには，どのような知覚や認識のパターンを自分がもっているのかを把握し，同時に患者のパターンをも理解しなくてはならない．しかし，これは単純な分類ではなく，生育や人的な環境要因をも分析の対象とする．かかわりながらの分析や解釈は難しいが，看護師は，患者の感情や行動と一定の距離を置いた一方的な観察だけではなく，生活全般と必要に応じた身体的ケアも行いながらの接近という方法も活用できる．この活用は，看護師が感じていることと表現することとの一致をめざして行われる精神科看護の基本技術の一つである．宮本はこれを感情と表現の内容の「自己一致」を率直に行っていくことだと述べている．このことを通じて看護師は，患者との相互作用が可能になり，かかわりが難しいと思っていた患者の思いや考えを理解し，ケアが可能になると考えられている．

▶▶ 感情を活用する情報交換

人の感情とは何によって生まれ，保たれているのだろうか．人の行動のもととなる感情はどのような背景をもっているのか．どのような場所で，どのような家族によって育てられ，教育を受けてきたのか．そこから得られた行動規範のもとには何があるのかを知ることは，患者を理解する基本になる．

ごく自然に育ってきたと思う人でも，一人っ子と兄弟姉妹では，身近な人に対する態度が違ってくる．そこに，祖父母や両親の性格や生活様式も反映してくるであろう．

私たちは自分を含む身近な人の病や事故などの体験があるかどうかで悲しみや喜びの感情の表出，コントロールが変わることを学習しているが，そのことが日常生活にはどのように影響しているのかについては，あまり注目していない．

事例検討は，対人関係における自分の感情パターンについて注意を向けるための教育にもなる．その前提として，患者に影響を与える自分にまつわる情報は，自分のためにも整理しておく．自己に注意を向ける方法には事例検討の他にも，プロセスレコード[*2]や，宮本の「自己一致」などの人の行動と感情の関係を明らかにするための「再構成法」がある．

事例検討はグループで自己の看護を振り返りながら，患者とかかわる自分の感情についても知ることができる．事例検討が進められていくと，患者の情報と感情表現のパターンに気づかされるだけではなく，自分に関する情報と感情表現のパターンの組み合わせなどにも気づき，関係を好転させていくヒントが得られることがある．

事例検討は，誰のものでもない自己の看護を振り返ることをとおして，

[*2] 付録「2．プロセスレコード」(p.119)を参照．

自分が元気づけられていく語り合いのシステムである．それは，一人の看護が多くの人たちの看護と結びつく経験の交流ともいえる．事例検討を一つの運動体としてみれば，実践的なケアを重視したグループであり，相互学習といえる．このシステムの優れたところは，看護師のその人となりの創意と工夫を話したり聞き合ったりすることによって，職場を超えた情報交換の場としての機能ももっていることである．

　情報交換とは，ある事柄が「発信されるもの」と「受信されるもの」によって知らされるだけではなく，決断を下し，行動を起こすために必要な知識を得ることである．つまり，知識が使われることで情報交換が成立すると考えることができる．

　情報が使われるということは，伝えたい事柄についてお互いが共通の理解をすることであり，事例検討にたとえれば，一つの病院だけでしか通用しない看護から，さまざまな精神科病院で共有される看護をつくり出すための意味ある情報交換ができるようになっていくことになる．事例検討での情報交換は，ケアの質を高めると同時に，その試みは他の病院での試みにつながっていく．

▶▶ 患者にとって受け入れられるケアとは

　一人ひとりが少しずつ違った暮らし方をしているように，看護も同じようにみえて，少しずつ場所や人が変われば，その方法も内容も変化する．遠目からみるとその暮らしぶりは同じにみえるが，「平均的な生活はこれだ」とはなかなか言い切れないように，患者の生活に関する情報でも差異は小さいようにみえて，実は大きく，なかなか全体像がつかめない．

　全体は個別の集まりだが，精神科看護は個人だけに集中して，看護が変化をもたらせばいいのではなく，個人の集まりである患者集団の相互作用にもはたらきかけることが必要である．

　今では多くの病院がベッドを使用し，枕も一つだけだが，一言で眠るといっても，畳に布団を敷き固い枕がなじむという人もいれば，ベッドにやわらかい枕を重ねて寝るのが安眠の条件だと感じている人もいる．近ごろでは少し気の利いたビジネスホテルでは，フロントの横にさまざまな硬さの枕が用意してある．人の生活，暮らし方には多様性があり，すべてを網羅して一般化することはできない．

　ここに事例検討で情報を活用していくための大切な要素がある．それは，患者の行動は一人ひとりで違うのに「患者」としてひとまとめにして，ある姿を見立ててしまい，固定観念に縛られているケアが展開されることがないようにしなくてはならないということである．そこで，看護の基本に立ち返り，一人ひとりの看護師と患者にふさわしい個性的なケアが行われていくように，人に関する情報を見直していく作業としての，事例

検討の有効性が期待されるわけである．

　看護学における学習の基礎においても，患者を特定の行動パターンにあてはめないでケアしていくことが教えられている．患者は一人ひとり個性があり，看護師もまた，一人ひとり個性があるので，ケアはその両者の相互関係を基盤としてはじめて成立し得る．であるにもかかわらず，ケアを「受ける人」は常に何かを補われ，「行う人」の支えを必要としているという決められた構造になってしまっている．この一方通行では，相互関係は成り立ちにくい．なぜそのような構造になってしまっているのかということは，本論の目的ではないが，少なくとも今の精神科看護における「患者─看護師」関係は，医療保険制度を介して行われている以上，健康保険制度，病院を中心とした医療システム，医師を頂点とした医療専門職が提供する資格制度などとの関連を無視して考えることはできない．ひるがえって看護師のケアの目的に照らせば，個性をもった人どうしが関係した援助関係であるとすると，お互いの暮らしが生き生きとしなければ専門的なケアではない．

　看護師の提供するケアのかたちと関係を肯定的なものとしてとらえ直さなければ，「受ける人」と「行う人」という隔たりのある関係は変わらない．患者がケアを受けた際の満足は，得られにくいままになるだろう．では，医療システムという決められた枠組みから自由な発想になっていくには，どのような条件が必要なのだろうか．事例検討には，それが可能なのだろうか．

▶▶ 事例検討の広がり

　事例検討の「場」では，患者を知っている人も知らない人も，一つのグループになって事例提供者の看護の経過を振り返る．振り返りには参加者の感性とそれまで得られてきた知識をもとにした知性と理性的な判断が活用されるように，いくつかのルールがある．事例提供者を中心にして，司会者やファシリテーター，記録係などの役割分担をしながら，さまざまな人が自分のケア経験を踏まえて語り合うことで，新しいかかわりの糸口を見出していくことができる．

　事例検討には，対象や方法にいくつかのかたちがある（表1）．前述したようにケアは医療システムという枠組みのなかにあって，「患者─看護師」関係は制度や医療のさまざまな影響下にある．このような枠組みのなかでは自由な発想が制限されることもあることは，すでに述べた．そのことをわかってケアをするのか，しないのかということである．現在の病棟業務で患者と一対一やグループでかかわる時間を一定期間，連続してもつことは，難しいときもあるだろう．事例検討の根本的な役割は，看護師が

表1 事例検討の主要な考え方

	考え方
外口玉子	事例検討が有効な理由として，①看護実践を通じて"成長"を遂げていくための方法，②実践行為としての看護の"隠された構造"を明らかにしてくための方法，③自己の看護体験を積み重ねていくための方法として活用されること，がある．キーワードである「気づき」を表現することの重要性を述べている
宮本真巳	事例検討には「患者」「看護師—患者関係」「看護師」「臨床状況」の4つの局面がある．「患者」では，患者の精神症状や行動特徴，心理状態，患者の価値観や知識体系が含まれ，「看護師—患者関係」では，看護師と患者とのあいだに生じている対人関係全体を含む．「看護師」の局面では，看護師自身の疾病感，患者観やその背景にある知識体系，患者への態度や行動の背景にある価値観が含まれ，それは看護師のその人らしさ・人柄を意味する．「臨床状況」は，病棟のあり方の特殊性や医師との関係を含めた人間模様など，個人を超えた組織の問題が含まれる
武井麻子	事例検討は，患者の問題や病歴，生育歴，家族背景などについて話し合われるが，それだけで終わらず，重要なのは，患者とのかかわりを振り返ること．参加者が自分の思ったことを率直にフィードバックすることによって，出来事と出来事のつながりがみえてきて，患者とのかかわりが一つの物語としてみえてくるようになることである
萱間真美	事例検討は「答え」を出さず，目標は「理解」することであり，事例の理解は「診断」を軸に行う．事例についての問題意識は人によってレベルが異なっており，事例が提出された"意義"は必ずあると述べている．事例検討の中心的なテーマは「出された事例について何か結論を出す」ことではなく，むしろ「事例検討に至るまでの道のり」にこそ意味があり，スーパーバイズ側がストーリーを描くことはしない

memo
萱間は「看護ケアと，ケアを行った看護師自身の体験に注目し，患者理解と看護婦の自己理解を深め，日々のケアの質の向上や看護師自身の臨床能力の向上をめざそうとするものである」とも述べている[1]．

かかえる解決できないさまざまな悩みや課題に振り回されずに，自分らしくケアができる意思と方法を取り戻すことなのである．

今，事例検討をとおしてできるのは，ケアを行ううえで生じる悩みや課題を個人的な体験に閉じ込めず，かかわりで生じる「問い」を一つひとつ解決することによって，病棟の閉塞感からの脱却を図ることである．

事例検討は，ケアをめぐる小さな試みであるが，精神科医療を少しでもよくしたい，よりよいケアをしていきたいと思う人が集まる場である．

時と場合によっては，看護師の学習だけに留まらず，多職種のための相互学習のための場としても発展していくだろう．事例検討は最終的に，精神障害者の回復と幸せな時間が得られることを目的としている以上，患者を含む職種や病院の枠をも超えた活動になることを期待したい．

(末安民生)

◎引用文献
1）坂田三允，萱間真美．精神科看護のための事例研究—テーマをしぼり論文を書く．精神看護出版；2003. p16

◎参考文献
・宮本真巳．援助技法としてのプロセスレコード—自己一致からエンパワメントへ．精神看護

出版；2003.
- 外口玉子, 編. 精神科看護事例検討会ゼミナール 方法としての事例検討. 日本看護協会出版会；1981.
- 宮本真巳. 事例検討という方法. 日本精神科看護技術協会, 監. 実践精神科看護テキスト〈基礎・専門基礎編〉第1巻 看護実践／看護倫理 改訂版. 精神看護出版；2011. p.118-147.
- 武井麻子. グループと精神科看護. 金剛出版；2012.
- 武井麻子. 精神看護の基礎 精神看護学〈2〉(系統看護学講座 専門分野) 第4版. 医学書院；2013.
- 萱間真美, 林亜希子. ケースから学ぶ精神科訪問看護11 事例検討会を振り返って～事例検討会の意義と進め方. コミュニティケア 2006；8(7)：70-76.

3 事例検討にはさまざまな「かたち」がある!?

▶▶ 事例検討のさまざまなスタイル

事例検討には，病院や地域，大学，研修会などで行うものがある[1]．また，参加者も看護職，多職種，大学教員など多様である．病院で行う事例検討は，病棟内で行う場合と病棟外で行う場合がある．病棟内での事例検討会は，知っているスタッフと行うという点で場を設けやすいが，事例をめぐり「今何が起きているのか」ということを客観視したいときには，病棟外の事例検討会のほうが患者のことを知らないがゆえの質問や意見によって刺激を受けられることが多い．

本稿では形態別にどのような事例検討会のスタイルがあるのかを述べる．以下に，①人数，②場所，③時間，④企画運営方法（分類），⑤参加者の態度と相互作用の特徴，⑥事例提供の仕方に，分けて述べる．

▶1 事例検討の6つのパターン
知り合いで（職場で）行う事例検討と，知らない人で行う事例検討の6つのパターンを以下に示す．
①病棟内
②病棟内多職種
③病院内
④病院内多職種
⑤病院外
⑥病院外多職種

❖ 人数

人数は，①10人以下，②11〜20人，③21人以上，などに分けられる．人数によって，参加者どうしの距離感や視線の感じ方，安心感が異なる．たとえば，近寄ったほうが話しやすいが視線を感じやすい，人数が多いほど参加者どうしの距離が出るなどである．広い場所で100人以上参加する事例検討会もあるが，発言者の偏りや他の参加者の背中を見ながら発言することになるなど，人と人との相互作用は期待しにくい．そのような場合には，司会者やファシリテーターが，会場の隅々まで見渡しながら進行を行う．

❖ 場所

病院・病棟内のカンファレンスルームや研修会室，会議室，大学の教室，集会所など，ある一定の空間が必要である．また，机を置く場合と椅子のみの場合もある．机を置くと，参加者が記録を読むことに専念したり，書くことに気を取られてしまったりすることもあるので，どのような状況設定をするのかについて主催者側が相談しておく．また，事例検討会を継続するのであれば，できるだけ同じ部屋を利用したほうが参加者の安心感につながる．

表1　企画運営方法のタイプ別分類

タイプ	内容
施設内フリーディスカッション型	事例報告のための一定の方式はなく，ディスカッションも自由に行われる．司会者は時間だけを管理し，回ごとの構成メンバーや人数は，あらかじめ決めない場合もある[※1]
職種・機関横断型	多様な機関の多様な専門職および施設職員などによって，職種，業務にこだわらずに参加する．対象者の地域生活に視点を向け，検討には"共通言語"をもつことが重要である．定期的に集まる場と事例提供を共有し，検討をとおして共通理解を図る
ナラティブアプローチ型	ナラティブには「語り」と「物語」という二重の意味が含まれている．事例を語る事例提供者と，その語りを支える聴き手としての参加者たちの姿勢が重要となる．事例提供者は，できるだけ率直に自己を表現することが前提となる[※2]
スキルアップ型	病院内で行うものと，日本精神科看護技術協会などの認定看護師，あるいは専門看護師育成やスキルアップを図るものがある
課題限定型	援助対象者の問題解決に向けて援助過程の査定，計画，実施，評価を共有する．行政機関が行う場合は，処遇方針の検討などに至る場合を含むこともある
統合型	事例提供者と参加者が役割の分担をしながら，事例の全体像とかかわりの視点を探る．実践家としてのエンパワメントを高めるために行う
看護倫理型	倫理的能力を養うための教育訓練，または医療現場において発生した倫理的問題の解決に向けて行う場合がある

（[※1] 鈴木和子．家族を対象にした事例検討とは．家族看護 2010；8(1)：8．　[※2] 広瀬寛子．ナラティブの視点を用いた事例検討．家族看護 2010；8(1)：31-32.より）

❖ 時間

　時間設定は，事例検討会の重要事項である．通常1回60〜90分で行うことが一般的である．ただし，大学のゼミナールなどでは120分かけるところもある．時間はたとえ15分と短くても，事例検討の場で気になっていることがクリアになったり，患者の理解につながる発言やヒント，新たな考えが浮かんだりして，ケアにつながるのである．

❖ 企画運営方法（分類）

　開催される事例検討の企画と運営方法についての考え方は，目的と担う人の役割によってさまざまである．たとえば，院内研修として開催する場合は，教育システムに組み込まれていることもある．教育機関の主催では，卒業生や実習先との合同企画の場合，また，地域のなかでの職場横断的なものもある．運営方法を分けると，①施設内フリーディスカッション型，②職種・機関横断型，③ナラティブアプローチ型，④スキルアップ

表2　参加者の態度類型

	態度類型
支持型	事例提供者への心理的サポート（それでいい）
査定型	事例提供者のケアについての評価（こうしなさい）
直面化型	事例提供者への現実直視の促し（さぁ，どうする）
統合型	さまざまな発言の整理・統合と方向づけ（こうしたら）

型，⑤課題限定型，⑥統合型，⑦看護倫理型，などの事例検討などがある（表1）．これらの分類は便宜的に分けられたものなので，2つのタイプが重なることや分類しづらいタイプのものもある．

❖ 参加者の態度類型と相互作用の特徴

　事例検討会は，事例提供者が臨床家としての新たな自分を発見するとともに，気づきをとおして，看護を続けていく自信とエネルギーを得る場所でもある．宮本は「事例提供者が評価され，反省しなくてはならないような討議にならないようにするべきである．そのためには事例提供者も参加者もお互いに率直な自己表現ができるような事例検討会の雰囲気づくりが必要である」としている．さらに，事例検討会の参加者に生じる集団的な力動に注目して，参加者が事例提供者に対して支持型，査定型，直面化型，統合型という4つの役割（表2）を分担し合えることが望ましいと述べている．

❖ 事例提供の仕方

　多くの事例検討会は，事例提供者が事例をまとめたもの（以下，事例報告用紙）を当日までに準備することになる．事例報告用紙の記入の仕方やポイントは第2章で述べるが[*1]，報告する患者の疾患名や病歴（治療歴・処方歴），生活歴（家族），背景など，討議のきっかけになる基本情報を明記しておく．事例報告用紙を準備する過程では，「事例のあいまいな部分を言葉にして明らかにする作業が必要となり，事例の断片のつながらないところをつなげたり，隠された意味を言葉にする努力をしたりすることによって，事例への理解を深めることができる」[1)]ため，どの部分を中心にまとめるかは事例提供者自身に任してよい．多くの情報があると事例をイメージしやすいが，多すぎると，読み手の負担が増すため「何を検討したいのか」ということを示すためにも全体を要約したタイトルをつけるとよい．

*1
2章「2. 事例報告用紙のまとめ方」(p.23) を参照．

3. 事例検討にはさまざまな「かたち」がある!?

column

● 事例検討から得られること ●

　筆者はさまざまな事例検討会に参加してきたが，参加者のケア実践や病院，病棟の話を聞き，話が弾む場合もあれば，沈黙の時間を長く感じるようなときもあった．どちらにせよ毎回，自分の知らない患者と看護師の世界を知る機会となった．

　印象に残る事例検討では，「看護師がもうだめだと思っていたとしても，もう一度新たな視点で看護に取り組んでいこう」という事例提供者と患者の関係を参加者としてたどることができた．

　事例提供者は患者を前にして，困っていたり，ケアをすることが苦しかったりする場合が多い．参加者から，かかわりのアイデアが出されることもあるが，それで解決するというのではなく，事例提供者が自分で何かを考え始めていくための力がつくことが多いように感じる．ケアについては，助言よりもヒントや参加者が失敗した試みなどを聞くことによって，方向性がみえてくるようである．今後も，事例検討の場で救われたという体験をする人も多いのではないのだろうか．このような事例検討に魅力を感じる今日このごろである．

（西池絵衣子）

▶▶事例検討とカンファレンスとの違い

　事例検討とカンファレンスは何が違うのだろうか．

　看護学事典では，カンファレンスと事例検討会について以下のように記載されている．カンファレンスは，「会議，協議，相談のこと．医療・看護ではチームカンファレンスの意で用いられることが多い．チーム・ナーシングにより看護を進めていくうえでカンファレンスは不可欠であり，チームのメンバーはカンファレンスの場で情報を提供し合い，話し合って日々の看護を評価し，次の計画にそれを活かしていく」[2)]とある．つまり，定期的・不定期的な開催のどちらであっても，患者の問題点を明らかにしたり，ケアの評価を行ったり，チームで分担と見通しを立てたりする目標管理方式である．

　一方で事例検討会は，「保健医療福祉の専門職が，臨床実践の内容について吟味することを通じて，処遇方針を検討するとともに，臨床家として資質をみがき力量を高めることを目的とした話し合いで，臨床実践と継続教育の結節点にあたる」[3)]とあるように，患者にどのようにかかわっていて，どのようにみえるかということをいろいろな角度から見直し，一つの事例を掘り下げる，ケアを言葉で表現し，まとめる作業であるといえ

memo

社会学における事例研究とは，ある一定の社会的単位を対象とし，その生活過程の全体，あるいは特徴的な諸位相に関する資料を蒐集し，記述的な方法を主としつつ研究する質的な分析方法である[4)]．

point

看護における事例研究
看護学における事例研究は，個人，家族，集団，施設，コミュニティ，その他，社会的単位といった，単一の存在や少数の存在についての徹底的な調査研究である[5)]．

る．

　つまり，一番の大きな違いは事例提供者自身が「あ，そういうことだったんだ」と腑に落ちること，自分のなかに事例検討会に参加するまでにはなかった変化が生まれるということである．

● 事例提供するまでの準備期間と気持ちの高まり

　事例を提供する際は，資料をまとめるために患者へのケアを振り返ることになる．カルテを読み返し，検査データなどの資料を読み込まなければならない．特に，自分が気になった場面や困難だと思っていることが動機の場合，ケアの振り返りや評価を行うこと，つまり提供者自身のケアの実践を問うことになる．さらに，「参加者にどのように評価されるのだろうか」「事例の情報が不足しているのではないだろうか」「うまくプレゼンテーションができるのか」という不安や参加者に助言をもらいたいという気持ちから，気分が高まることもある．

　参加者は，提供者がどのような気持ちで事例提供を行ったのか，そこに漂う感情に向き合い，その場をメンバーで共有することが大切である．

（西池絵衣子）

「事例」という用語は，幅広く使われている用語であるが，大別すると，「人物その人」を示す場合，「その人の家族や地域とのつながりを含む人物＋関係周辺事情を含む」場合がある．心理療法や家族療法，社会学・看護学領域など専門的な研究において使用されるときには，事例を取り上げる際には少なくとも2つの要件が必要であるといわれている．一つ目は複雑な文脈のなかで生起している事態の範囲をどう特定化するかということ，2つ目は検討の対象となる事例には帰属する範疇（カテゴリー）が必要ということである[6]．

◎引用文献

1. 鶴田和美．事例のプレゼンテーション．山本　力，鶴田和美，編著．心理臨床家のための「事例研究」の進め方．北大路書房；2001．p.80-81．
2. 小林三津子．カンファレンス．見藤隆子，小玉香津子，菱沼典子，総編集．看護学事典　第2版．日本看護協会出版会；2011．p.189．
3. 宮本真巳．事例検討会．見藤隆子，小玉香津子，菱沼典子，総編集．看護学事典　第2版．日本看護協会出版会；2011．p.482．
4. 佐藤健二．事例研究法．見田宗介，栗原　彬，田中義久，編．刷縮版　社会学事典．弘文堂；1994．p.480．
5. 近藤潤子，監訳．D. F. ポーリット，C. T. ベック，著．看護研究　原理と方法　第2版．医学書院；2010．p.265．
6. 山本　力．研究法としての事例研究．山本　力，鶴田和美，編著．心理臨床家のための「事例研究」の進め方．北大路書房；2001．p.14-15．

◎参考文献

・外口玉子，編．精神科看護事例検討会ゼミナール　方法としての事例検討．日本看護協会出版会；1981．
・武井麻子，江口重幸，末安民生，他．系統看護学講座　専門分野Ⅱ　精神看護学1　精神看護の基礎　第4版．医学書院；2013．
・宮本真巳．事例検討という方法．日本精神科看護技術協会，監．実践精神科看護テキスト〈基礎・専門基礎編〉第1巻　看護実践／看護倫理　改訂版．精神看護出版；2011．p.118-147．
・萱間真美，林亜希子．ケースから学ぶ精神科訪問看護11　事例検討会を振り返って～事例検討会の意義と進め方．コミュニティケア　2006；8(7)：70-76．
・鈴木和子．家族を対象にした事例検討とは．家族看護　2010；8(1)：8．
・広瀬寛子．ナラティブの視点を用いた事例検討　語ることによる学びとその重要性．家族看護　2010；8(1)：31-32．
・医療人権を考える会．事例検討会の組み立て方．杉谷藤子，川合政恵，監．ケアを深める看護倫理の事例検討．日本看護協会出版会；2011．p.29．

2章

事例提供における事例の選び方とまとめ方

1 事例の選び方

　本章では，事例検討会に提供する事例の選び方とまとめ方（報告用紙の書き方）について説明する．

　まず，「選ぶ」と「書く」という2つの作業は，それ自体が大きな意味をもつことに触れておきたい．「選ぶ」「書く」は，「時間を止める」ことで行われる．つまり，時間を止めてゆっくりと振り返ることで，事例と向き合い，自身のケアを掘り下げ，患者を中心にした治療環境を俯瞰し，事例を客観的にとらえ直すことができるのである．自分のなかで体験や状況を整理でき，自己洞察が深められるため，このプロセスそのものが，何らかの「気づき」を得られる貴重な機会になるといえる．この作業に丁寧に取り組み，準備することによって，事例検討会の充実度は高まり，さらなる「気づき」へとつながっていく．

▶▶ 事例選びは「難しい」!?

❖ 事例の選択

　事例検討会は，提供事例を選ぶ段階からすでに始まっている．それゆえに，事例を選ぶ時点で大きな困難を感じてしまうことも多い．「参加者の質問に適切に答えられるか」「議論になっても冷静に耐えることができるか」など，不安の声も聞こえてくるが，よく聞かれる「難しさ」は，「選べる事例が少ない」「事例検討会に適した事例がわからない」ことに要約される．

　そこで，最初に強調しておきたいのは，そもそも「事例選びには正解もなければ間違いもない」ということである．提供する事例としてふさわしいかどうかと聞かれる質問（表1）は全て，事例検討会に提供する事例としてよい．つまり，事例選びにタブーは存在しないのである．自らの思い込みで事例選びの幅を狭めてしまうことなく，広い選択肢のなかから選んでほしい．

たとえば現在，受け持ち患者が10人いて，そのうち問題のある患者が3人いても，必ずこの3人のなかから事例を選ぶ必要はない．問題のない7人の患者，亡くなったり退院したりした患者，また自分の受け持ちではない患者にも目を向ければ，選択肢の上限は10ではなく，20にも30にも広がる．

表1　事例を選ぶときによく聞かれる質問

- すでに亡くなっている患者
- 過去に受け持った患者
- かかわりが少なかった患者
- 退院したものの，かかわりのどこが，どのようによかったのかわからない患者
- 自分が一度も受け持ったことのない患者
- これといった問題が見受けられない患者
- 過去に事例提供したことのある患者

●過去に事例提供したことのある患者●

　事例検討会の主催者やファシリテーターは,「過去に事例提供したことのある患者の事例を, また提供してもよいか」という質問を受けたことはないだろうか. あるいは, 実際に一人の患者について, 事例検討を繰り返し行う機会に遭遇したことはないだろうか.

　一人の患者について繰り返し事例検討することについて, 事例提供者が混乱するなど, さまざまな理由から「慎重になるべき」と指摘する医療者もいる. しかし, このような事例を提供する背景には,「チームのなかで解決しているものの納得がいかず, 何とか理解し解決したい」といった強い思いがある. この強い思いは, 事例検討会をとおして, 患者理解や自己理解につながることもある.

　したがって, 事例提供者自身が腑に落ちるまで, 繰り返し事例提供することに問題はなく, また, 別の事例検討会で事例提供することも可能である. しかし, 事例検討会で得られたさまざまな意見によって, 事例提供者自身が混乱する場合もあるため, 事例検討会にかかわる全ての人が「今回の事例検討会ではどのような内容について検討するのか」を配慮するべきであろう.

（吉川陽子）

表2　事例を絞り込むためのキーワード

気がかり　気になる　気が重い　困った　伝わらない　ずれる　心配　不安　戸惑う　こだわり　気が焦る　ジレンマを感じる　異和感がある　しんどい　つらい　疲れる　止めたい　先がみえない　不透明　意味がわからない　知りたい　伝えたい　知ってほしい　何とかしたい　変えたい　変わりたい　嬉しかった　悲しい　感動した　寂しい　腹が立つ　イライラする　怖かった　仕事が嫌になる　傷ついた

❖ 事例選びの手がかり

● 自分にとっての「感じ」を手がかりにする

　無数の選択肢がある事例を絞り込む手がかりとして, キーワードがある. 表2は, これまでの事例検討会に提供された事例に含まれるキーワードの一例である.「自分がどう感じているか」を何よりも重視し, これらを手がかりに事例を選ぶのも一つの方法である.

● 自分と「誰か」の関係のなかでの問題を手がかりにする

　また, 事例の候補を絞り込むうえで有効なのは, 自分と「誰か」の関係

事例を絞り込むポイントは,「自分がその事例に対してどう感じているか」である.

表3 自分と「誰か」の関係

関係性	実際に困っていること・気になっていることの例
A. わたしと患者	・なかなか発語がみられない患者にどのように接すればいいのかわからない ・妄想状態の患者の行動の意味がわからない ・患者どうしのトラブルへの介入の仕方がわからない ・水中毒の患者の看護がわからない ・頭痛が精神症状なのか,本当の頭痛なのかわからない ・治療中断した患者への対応がわからない ・患者に病名について質問されたが,何と答えていいのかわからない ・恋愛感情をもたれた患者への対応がわからない ・入院に対して強い拒否を示す患者への対応がわからない ・自傷行為を繰り返す患者への対応がわからない
B. わたしと医師	・処方薬に疑問を感じる ・診断名に疑問を感じる ・拘束解除したいが指示が得られない
C. わたしと看護師	・患者をめぐって上司と意見が合わない ・上司の言っていることがわからない ・患者を「ちゃん」づけでよぶスタッフがいる ・統一した看護ができていないように感じる
D. わたしと多職種	・チーム医療がわからない ・患者に対する評価が違う ・意見が合わない
E. わたしと患者の家族	・退院に消極的な姿勢を示す家族への対応がわからない ・家族も病気を抱えている,家族が高齢である ・患者の家族が病気のように感じる
F. わたしと地域	・地域住民の受け入れが難しい ・社会資源がわからない
G. わたしと職場	・院内のルールに納得がいかない ・カンファレンスを繰り返しても先行きがみえない
H. わたしとわたし	・看護に自信がもてない ・「わからないこと」が,わからない ・患者が怖いと感じてしまう ・自殺した患者が忘れられない

性に注目する視点である（表3, 4）．その関係のなかで生じていることに目を向け，関係する人物の「職種（役割）」「臨床経験」「立ち位置」など，かかわりの場面に影響している要素にもとづいて考えてみることが手がかりとなる場合もある．

表4　自分と「誰か」の関係の事例

A．わたしと患者　　事例：患者同士のトラブルへの介入の仕方がわからない

50歳代，男性，Aさん．診断名は統合失調症．高校卒業後，大工をしていた．仕事に対する姿勢はまじめで，几帳面な性格であった．周囲からみると些細なことであったが，仕事中に小さな失敗を起こしたことをきっかけに，被害的になっていった．その後，特定の同僚に対して攻撃的になり，暴力事件を起こし任意入院となった．入院中の様子は穏やかで一人で過ごすことが多かったものの，ある日，入浴の順番をめぐり，他患者とトラブルになった．その場は，近くにいた看護師がすぐ異変に気づき，介入して謝罪の場面を設け，大きなトラブルには発展しなかった．しかし，その日以降，看護師がトラブルになった患者と話していると，Aさんは自分のことが話題にされていると思い込み，被害的な反応を示すようになった．また，看護師がいない場面でも，テレビのチャンネル選びやお茶汲みの当番など，些細なことで他患者とトラブルを起こした．説明を聞き入れようとしないAさんに，どのように対処してよいのか，先輩看護師のようにうまく対応できず，焦り，悩んでしまっている

B．わたしと医師　　事例：診断名に疑問を感じる

10歳代，男性，Uさん．診断名はうつ病．中学生のころより不登校があったが，高校へ入学した．入学後，周囲とのコミュニケーションが図れず，塞ぎがちになった．また，思いどおりにならないと手が出ることもあり，学校で孤立するようになった．自宅ではゲームをして過ごし，思いどおりにならないと母親や妹に対して手を出すことがあった．現在，うつ病の薬が処方されているものの改善がみられないため，Uさんの将来を心配した両親から主治医へ相談があり，「対人関係の練習」という目的でデイケアへ通所することになった．主治医の診断はうつ病であったが，デイケアでの様子から発達障害ではないかと感じている．Uさんのためにも発達障害の診断につながる心理検査を行ってほしいと考えているが，主治医にどのように説明をすれば受け入れてくれるのかがわからない

C．わたしと看護師　　事例：統一した看護ができていないように感じる

40歳代，女性，Dさん．診断名は統合失調症．30歳代半ばで発病し，現在も入院生活を送っている．受け持ち看護師が変わったことをきっかけに，これまでの看護のかかわりを見直すことになった．Dさんや家族とともにカンファレンスを行った結果，退院に向けて一緒に頑張ろうということになった．そこで短期目標として，デイケアへの参加や服薬の自己管理が提案された．しかし，Dさんがデイケアへの参加を拒否した．その際，デイケアに参加する必要性の説明や解釈などが，対応する看護師によって異なったため，Dさんが困惑してしまったようであった．どうすれば病棟全体で，統一した看護にしていけるのかが知りたい

D．わたしと多職種　　事例：患者に対する評価が違う・意見が合わない

20歳代，男性，Nさん．診断名は軽度の精神発達遅滞．高校卒業後，工場に勤務していた．職場での人間関係は良好であったが，Nさんのよき理解者であった上司が退職し，徐々に職場で孤立していき，退職した．その後，不眠や体重減少が顕著になり，任意入院となった．工場で勤務していたこともあり，入院後は，作業療法へ参加するようになった．担当している作業療法士や精神保健福祉士は，Nさんが積極的に作業に取り組む姿から一日も早く退院するべきだと考えているが，看護師は体重の増加もみられず不眠も続いているため，退院することは厳しいと感じている．Nさんに対する意見が違うため，どのようにカンファレンスをしたらよいのかがわからない

E．わたしと患者の家族　　事例：退院に消極的な姿勢を示す家族への対応がわからない

50歳代，男性，Yさん．診断名は統合失調症．20歳代のときに，警察に見張られているなどの注察妄想が強くなり，自傷他害のおそれもあったため，措置入院になった．その後も注察妄想が出現するたびに，入退院を繰り返している．キーパーソンである父親が膵臓がんのため他界し，キーパーソンは母親となったが，70歳代と高齢であり喘息も抱えているため，Yさんの退院に対して消極的な姿勢をみせている．看護師としては，高齢の母親の気持ちも理解できるため，退院を勧めづらい．しかし，Yさん自身は退院を希望しているため，今後どのように対応すればよいのか悩んでいる

表4 自分と「誰か」の関係の事例（続き）

F. わたしと地域 　　事例：地域住民の受入が難しい

30歳代, 男性, Cさん. 診断名は双極性障害. 大学入学と同時に単身生活を始めたが, 地元を離れたことや大学生活に馴染めなかったことで中退した. その後, うつ状態になり任意入院となった. 退院後は, デイケアや就労支援事業所を利用し, 生活リズムを整え, 単身生活を送っていた. うつ状態のときは引きこもりがちになる一方, 躁状態になると攻撃的になり, ゴミの廃棄や騒音をめぐり隣人とトラブルになることがたびたびあった. 隣人とのトラブルをきっかけに3度目の任意入院をした. Cさんは退院への思いが強く, 医療者も退院をしてもらいたいと思っているが, 隣人や地域住民の不安が強く, 受け持ち看護師としてどのように対応すればよいのか困っている

G. わたしと職場 　　事例：院内のルールに納得がいかない

20歳代, 女性, Hさん. 診断名は統合失調症. 幼少期に両親が離婚し, 父親に引き取られた. 父親は出張が多かったため, 祖母に育てられた. 祖母は, Hさんに対して優しく, 2人は仲が良かった. その祖母が高校時代に病気のため他界した. その後, 父親と2人で生活したが, 父親と合わず, バイト先で知り合った男性と高校卒業後すぐに結婚した. しかし, 半年で離婚し, その後うつ状態となり, 不安になるとリストカットや大量服薬が続き, 任意入院となった. 入院後, 服薬調整して徐々に落ち着き, 症状は軽減していった. 入院10日目, 消灯時間を数分すぎたころ,「ハサミを貸してほしい」とナースステーションを訪れた. しかし, 院内のルールで消灯時間をすぎてのハサミの貸し出しはできなかったため, そう伝えると, Hさんは「消灯後5分しか経っていないのに, なぜ貸してくれないのですか. リストカットするからですか」と急に怒りだした. 院内のルールであることはわかっているが, 病院や看護師の都合でさまざまなルールが決められているように感じ, 患者のためのルールなのか, 医療者のためのルールなのか…. そもそも, 院内のルールというものに納得がいかない

H. わたしとわたし 　　事例：自殺した患者のことが忘れられない

20歳代, 女性, Bさん. 診断名はパーソナリティ障害. 中学生時代から, いじめによる不登校があった. 高校へ進学し就職するが, 職場の人間関係に悩み, 半年で退職した. 退職後より将来への不安や家族関係に対する不満が強くなり, 焦燥感を訴え, 食欲低下による体重減少がみられた. 両親に付き添われ定期受診をした際に, 主治医より休息する目的の入院を勧められ, 任意入院となった. 入院後, 徐々に状態が安定し自分の将来について語り, 笑顔もみられるようになった. しかし, 友人に会うため外出し, 自ら帰らぬ人となった. 家族や医療者も回復していると感じていたため, Bさんがどうして自殺に至ったのかわからない. 自殺後3年が経過しているが忘れることができない

（吉川陽子）

② 事例報告用紙のまとめ方

▶▶ 事例報告用紙とは何か

　事例報告用紙とは，事例検討会で参加者へ配布するための資料である．配布する目的は，事例の概要や事例提供の動機を参加者と共有すること，事例検討会の円滑な進行のためである．事例報告用紙は，Ａ４用紙１～２枚程度にまとめるとよい．記入は手書きでもパソコンを使用しても構わない．また，プロセスレコードなどの参考資料を付け加えてもよい．本稿では，事例報告用紙をめぐる事例提供者と参加者，それぞれの立場からみた必要性と活用について述べる．

❖ 事例報告用紙の必要性と活用について

● **事例提供者自身**

体験や状況を整理でき，自分の「気がかり」に焦点を当てる：事例検討会に必要な情報や議論したい内容を，「簡潔に」まとめるという作業それ自体が，要点を浮かび上がらせ，「気づき」を得たり，「気づき」に近づいたりする機会となる．事例検討会の回数を重ねてこのプロセスを繰り返すと，日ごろのケアにおける洞察力や自己理解を高める訓練になり，自分に起きていることを人に伝える能力が向上していく．

事例検討会に気軽に取り組める：事例報告用紙は記入のために大量の報告資料を用意する必要がなく，大きな負担がない．また，事例提供者が抱えている「今」の問題をそのまま記載できるため，気がかりな問題が手つかずにならずに，事例検討会で得られた「気づき」や学びをすぐに実践に活かすことができる．

● **参加者**

　事例検討会は限られた時間で行われるため，参加者に与える情報が多すぎると，関心が多岐にわたってしまい，患者像や問題点がイメージしづらくなり，本質的なやりとりに費やす時間が足りなくなってしまう．事例提供者が検討したい内容やポイントを簡潔に示すと，質問や議論の分散を防ぎ，事例を中心にした話し合いが可能となる．

事例提供者が，患者との会話の場面などを検討したい場合は，事例報告用紙に加え，プロセスレコードなどの資料を用意してもよい．検討したい内容によって，資料は複数枚にわたってもよい．

事例検討会　報告用紙

- 事例報告用紙は個人や施設，地域を特定できる固有名詞や表現は避けてください．また，事例検討会以外には使用いたしません．
- 事例報告用紙は参加者へコピーを配布いたします．事例検討後は回収し，シュレッダーにて破棄いたします．

Ⅰ．患者のプロフィール（入院までの生活歴，入院後の治療，看護の経過など）

年齢（　　）歳代　　性別（男・女）　　かかわりの開始（　　）頃から

①氏名：Ａ氏，Ｂ氏などとする（本名のイニシャルは使用しない）．
②年齢（年代）：実年齢は明記せず，事例報告の際に口頭で説明する（11歳と19歳では，発達段階・発達課題も異なるため）．
③主病名：複数の病名があがっている場合は全てを書く．また，診断を決定づけた検査結果（心理検査・画像診断の結果など）も記入してよい．
④家族構成：長期入院患者など情報収集が難しい場合，可能な範囲とする．また，家族との関係性，キーパーソン，面会回数などがあると患者像や家族関係がイメージしやすい．
⑤生育歴：情報収集が難しい場合，可能な範囲とする．カルテに記載されていないことも多いので本人・家族に確認する．普段のかかわりのなかでの自然な情報収集が望ましい．記入目的のためだけの無理な情報収集は望ましくない．なかには家族関係が悪化するなど，無理な情報収集により悪影響を及ぼす場合がある．その他，学歴には言及し，都道府県明記は回避する．
⑥現病歴：現在の主な症状や様子．
⑦入院までの生活歴：入院までの自宅での様子．現在，状態が悪くても入院までの様子がわかることで，患者の退院や治療の目標がイメージしやすくなる．
⑧入院後の治療：入院形態，入院期間，治療方針，看護計画．
⑨看護の経過など：患者の普段の様子，ＡＤＬなどへの観察，看護師のかかわりの様子．
⑩処方内容：処方内容，これまでの処方の経過をわかる範囲で記入する．著明な副作用について書いてもよい．
⑪経済状況，社会資源の有無：生活保護や障害者手帳の等級，地域活動支援センター・就労支援事業所などの利用状況．

Ⅱ．事例提供の動機（なぜこの事例を選んだのか，何を話し合いたいかなど）

①なぜ，この事例を選んだか：事例を選んだ理由．
②何を話し合いたいのか：あらかじめ，話し合ってほしい内容が決まっているのであれば記入する．明確でない場合には無理に書かなくてもよい．

Ⅲ．問題と感じている出来事と今後の見通し（援助をめぐって感じている困難感や行き詰まり，患者やスタッフの言動に異和感を覚えた気がかりな場面など．プロセスレコードなどの添付も可）

①気がかりに感じていること：事例をめぐる状況で気がかりになっていること．
②問題や疑問に感じていること：事例をめぐる状況で問題や疑問に感じていること．
③気になっている場面：プロセスレコードの活用も可．
④今後の見通し：現時点で，事例提供者が感じている見通し（見立て・今後の展開）．

Ⅳ．患者をめぐる病棟の状況（隔離室の有無，他の病棟との連携，スタッフの配置数など）

①病院の特徴：病床数・診療科目，併設施設の有無など．
②病棟機能：急性期治療病棟，療養病棟などの病棟機能，病床数・平均在院日数，看護配置基準（看護師の割合〈男女比・年齢層〉など）．

Ⅴ．もし，この事例のかかわりにタイトルをつけるとしたら？

事例研究ではないので，タイトルは提供者がつけたいと思う自然に浮かんだものがよい．事例検討会実施後にタイトルをつけ直すと，得られた「気づき」が反映され，明確になることが多い．上記の項目では表せない内容がタイトルに表現されることがあるので，記入が望まれる．

記載日　　　年　　　月　　　日
所属施設／所属部署（　　　　　）氏名（　　　　　　　）
事例提出締切日　　　年　　　月　　　日

図1　報告用紙に記入する項目例とポイント
（日本精神科看護協会研修会資料を使用して記入）

▶▶ 事例報告用紙のフォーマットと記入時のポイント

事例検討会によって，事例報告用紙のフォーマット[*1]はさまざまである．記入時のポイントや注意点を図1に示す．患者情報が少ない場合は，気がかりな点を記入するだけでもよい．事例報告用紙を完成させるために患者や家族から無理に情報収集することや，自分が知っている情報を憶測や思い込みで記入することは避けるべきである．

[*1] 付録「1．事例報告用紙」（p.118）を参照．

▶▶ 事例報告書の記入例（図2）

● 事例の概要

図2は，外来看護師からの事例提供である．長期入院を経て退院し，単身生活をしているAさんが，食欲不振や不眠になり，妹とともに定期受診した．その診察場面で医療者が入院を勧めるものの拒否した場面を取り上げている．

● 事例提供の動機の整理

・拒否を示す患者へのかかわり．
・服薬に関する心配．

● 検討を深めるための書き方のコツ

事例提供者は，事例報告用紙の「Ⅰ．患者のプロフィール」「Ⅲ．問題と感じている出来事と今後の見通し」で，Aさんがじっとしていられないことをあげ，内服に関する不安を述べている．たとえば，処方薬の内容について書かれていると，患者のじっとしていられないという事象が，服薬の中断による副作用なのかどうかも検討できる．

● 患者理解のためのキーワード

患者が拒否を示すという行動は，恐怖心や不信感などからくる行動であり，患者が自分自身を守るための手段でもある．拒否を示す背景には，過去の体験や理由が必ず存在している．しかし，その体験や理由について無理に聞き出そうとすることは，患者の負担になり病状を悪化させる可能性がある．拒否を示している時期は，見守ることや患者を脅かさないようにすることも看護であるといえる．

キーワードとしては「拒否」「恐怖心」「不信感」などがあげられる．タイトルにキーワードが入ると伝わりやすい．

事例検討会　報告用紙

- 事例報告用紙は個人や施設，地域を特定できる固有名詞や表現は避けてください．また，事例検討会以外には使用いたしません．
- 事例報告用紙は参加者へコピーを配布いたします．事例検討会後は回収し，シュレッダーにて破棄いたします．

Ⅰ．患者のプロフィール（入院までの生活歴，入院後の治療，看護の経過など）

年齢（60）歳代　性別（⊛・女）　かかわりの開始（約5年前）頃から

Aさんは大学生のときに統合失調症の診断を受け，入院する．それ以来，通算40年ほど入院している．未婚で，すでに両親は他界しており，結婚している妹がキーパーソンである．2年前に妹の同意と協力のもと退院し，現在は単身生活をしている．しかし最近，食事が摂れず，体重減少がみられ，不眠傾向となり，じっとしていられないようになった．また，入浴や更衣もできていない状態が続いている．しばらく様子をみていて心配になった妹が，定期外来へ同伴受診した．その診察時，長年にわたり良好な関係が続いている医師が入院を勧めたものの，Aさんは「何とか頑張らせてほしい」と強い拒否を示した．服薬について確認すると，「できている」と話していた．そこで医師と一緒に，患者とつきあいの長い精神保健福祉士が休養を目的とした短期入院を勧めたが，Aさんは入院が長期化することをおそれてか「入院はしたくない」と話した．外来看護師の立場からも心配であったため，入院を勧めるが，患者の強い拒否からそれ以上は勧められなかった．そのかたわらで，妹は言葉少なく不安そうであった．外来看護師として，どのように対応すればよかったのか困った．入院を勧めた翌週，Aさんは自ら外来受診に来た．その際に，外来看護師は自宅での様子を聞こうとしたが，目を合わせてもらえなかった．少し時間をおいて再度話しかけたものの，返事をしてもらえず，拒否をされていると感じた．Aさんに寄り添いたいと思っているが，外来の限られた時間のなかで対応をしなければならず，Aさんが来なければかかわることもできないため，限界を感じている．

Ⅱ．事例提供の動機（なぜこの事例を選んだのか，何を話し合いたいかなど）

入院の必要性があると思われる患者が，外来の診察場面で入院を拒否した．外来看護師は，Aさんに入院の必要性について説明したが，一貫して拒否する姿勢が変わらなかった．Aさんに限らず，入院の必要性のある患者が入院を拒否したときにどのように接していいのかがわからない．また，入院を勧めたことをきっかけに，外来看護師である私への拒否的な反応に対してもどのように接すればいいのかわからない．

Ⅲ．問題と感じている出来事と今後の見通し（援助をめぐって感じている困難感や行き詰まり，患者やスタッフの言動に異和感を覚えた気がかりな場面など．プロセスレコードなどの添付も可）

Aさんは単身生活である．内服はできていると言っているが，本当に内服ができているかの確認はできていない．Aさん自身も心配しているように，一度，入院すると長期化する可能性もあり，訪問看護導入の必要性も感じているが迷うところである．

Ⅳ．患者をめぐる病棟の状況（隔離室の有無，他の病棟との連携，スタッフの配置数など）

現在，外来看護師として専従で勤務している．業務も忙しく，病棟と連携しにくい現状がある．Aさんについても入院中の情報が少なく，外来看護師としてどのように患者情報を得たらよいのかわからない．

Ⅴ．もし，この事例のかかわりにタイトルをつけるとしたら？

長期入院後に退院し，再入院を拒否している患者への外来でのかかわり方．

記載日　2010年　10月　12日
所属施設／所属部署（　外来　）　氏名（　○○○○　）
事例提出締切日　2010年　10月　15日

図2　事例報告用紙の記入例
（日本精神科看護協会研修会資料を使用して記入）

（吉川陽子）

◎参考文献
- 小宮敬子，鷹野朋美，森真喜子．患者-看護師関係でおこること②拒絶される．武井麻子，他．系統看護学講座　専門分野Ⅱ　精神看護学2　第4版．医学書院；2013．p.42-43．

3 倫理的配慮

　実際に事例報告用紙に記入する前に，こころに留めておくべき大切なことがある．

▶▶聴く人としての看護師

　看護師は患者を理解するためだけでなく，患者が自己理解を深めるために患者の語りを「聴く」こともケアの一つである．患者が看護師に語るということは，信頼関係が醸成されたことを意味する．その語りを治療上，意義のあるものにするためにも，患者のプライバシーを守り信頼関係を維持することは重要である．これらは以下の法律でも定められている．このように，職務上知りえた秘密を洩らしたときには刑事罰が科せられることを念頭におく．

❖ 個人情報保護法

　「個人情報の保護に関する法律」（個人情報保護法）では，「高度情報通信社会の進展に伴い個人情報の利用が著しく拡大していることにかんがみ，個人情報の適正な取扱いに関し，基本理念及び政府による基本方針の作成その他の個人情報の保護に関する施策の基本となる事項を定め，国及び地方公共団体の責務等を明らかにするとともに，個人情報を取り扱う事業者の遵守すべき義務等を定めることにより，個人情報の有用性に配慮しつつ，個人の権利利益を保護すること」（第1条）を目的としている．

❖ 保健師助産師看護師法

　「保健師助産師看護師法」では，医療関係資格にかかわる守秘義務として「保健師，看護師又は准看護師は，正当な理由がなく，その業務上知り得た人の秘密を漏らしてはならない．保健師，看護師又は准看護師でなくなつた後においても，同様とする」（第42条の2）．また，「第42条の2の規定に違反して，業務上知り得た人の秘密を漏らした者は，6月以下の懲役又は10万円以下の罰金に処する」（第44条の3）と規定している．

❖ 精神保健福祉法

　「精神保健及び精神障害者福祉に関する法律」（精神保健福祉法）では，医療機関における業務に応じた守秘義務として第九章罰則に「精神科病院の職員又はその職にあった者が，この法律の規定に基づく精神科病院の管

---

memo

個人情報の定義（個人情報保護法第2条）
個人情報の定義は，個人情報保護法第2条において，「生存する個人に関する情報であって，当該情報に含まれる氏名，生年月日その他の記述等により特定の個人を識別することができるもの（他の情報と容易に照合することができ，それにより特定の個人を識別することができることとなるものを含む）をいう」と規定されている．

理者の職務の執行を補助するに際して知り得た人の秘密を正当な理由がなく漏らしたときも，一年以下の懲役又は百万円以下の罰金に処する」（第53条第2項）と規定している．

▶▶ 同意をめぐる実状と課題

　事例検討の事例は，本来は可能な限り患者の同意を得て提供されることが望ましい．しかし，何かしらの問題があるからこそ選ばれた事例であり，現実的に同意を得ることが困難である場合が多い．そのため，特定の個人が識別できないよう個人情報の匿名化を徹底し，事例報告用紙の管理には十分な配慮が必要である．

▶▶ 事例報告用紙に記入する際の留意点と管理方法

- 事例に出てくる患者の名前は，A氏など任意のアルファベット，または無記名とする．本名のイニシャルは使用しない．
- 病院などの施設名は，任意のアルファベットを用い，実際の名称のイニシャルは使用しない．
- 事例検討会以外に使用しない．
- 事例報告用紙にナンバリングをして，事例検討会後は参加者から回収を行い，配布した枚数が戻ってきているか確認をする．
- 回収した事例報告用紙は，シュレッダーで破棄をする．
- ファックスやメールなどで事例報告用紙を送信しない．
- 院内にあるコピー機を使用し，店のコピー機などは使用しない．
- 事例報告用紙の作成は院内でするよう義務づける．
- ㊙記号による守秘の喚起をする．
- USBメモリなどで事例報告用紙のデータを持ち歩かない．
- 事例検討会で検討された内容を安易に他言しない．

（吉川陽子）

point　個人情報の扱い方としては，厚生労働省による「医療・介護関係事業者における 個人情報の適切な取扱いのためのガイドライン　平成16年12月24日」を参考にするとよい．

○参考文献
- 末安民生．看護援助場面における人間関係．日本精神科看護技術協会，編．実践 精神科看護テキスト〈基礎・専門基礎編〉改訂版 対人関係／グループアプローチ／家族関係．精神看護出版；2011．p.16．
- 吉浜文洋．情報管理．日本精神科看護技術協会，編．詳説 精神科看護ガイドライン．精神看護出版；2011．p.200．
- 厚生労働省．「医療・介護関係事業者における個人情報の適切な取扱いのためのガイドライン」（平成16年12月24日）．（アクセス日：2013年5月6日）http://www.mhlw.go.jp/topics/bukyoku/seisaku/kojin/dl/170805-11a.pdf
- 厚生労働省．「医療・介護関係事業者における個人情報の適切な取扱いのためのガイドライン」に関するQ＆A（事例集）（平成25年4月1日改訂版）（アクセス日：2013年5月6日）http://www.mhlw.go.jp/topics/bukyoku/seisaku/kojin/dl/170805iryou-kaigoqa.pdf

3章

事例検討会の進め方

1 事例検討会の流れと役割

表1 事例検討会ガイドマップ

事例検討の流れ / 役割	準備 院内研修	準備 勉強会	はじまり
司会者			1. はじまりのあいさつ（主催者が行う場合もある） 2. 自己紹介の進行 3. 目的，進行の流れ，時間配分，共通ルールの説明 4. 役割分担の進行 5. 場合により伝達事項の確認 6. 事例報告の進行 ・時間の管理（事例検討会終了まで続く）
ファシリテーター	**主催者** ・ファシリテーターの依頼をする（院内にファシリテーターを行える人がいない場合は，外部講師を依頼する）[※1] ・場合により，事前に司会者や記録係の依頼をする（実際には事例検討会当日に「役割分担」で決めることが多い ・はじめて，または定期的ではない事例検討会の場合は，事例提供者の依頼をし，事例報告用紙を渡す ・開催目的，開催日時，開催場所を決めて参加者に告知し，場所や物品の準備をする		
事例提供者	・主催者の依頼により事例報告用紙を期日までに記入する		・自己紹介 ・事例報告
記録係			・自己紹介
参加者	・開催目的，開催日時，開催場所を確認する ・主催者に参加意思を伝える		

※1 ファシリテーターは，主催者から事前に事例報告用紙を受け取ることがある．

1. 事例検討会の流れと役割

本章では，事例検討会の進行の流れと各役割について説明する．本稿では，これらの主な内容を一覧表（表1）で示す．

	討議	終わり
	・参加者の意見をうながす ・参加者として発言する	・次の事例検討会の開催日を確認し，事例提供者の募集を行う（主催者が行う場合もある） ・閉会のあいさつ（ファシリテーターや主催者が行う場合もある） ・考えながら帰路につく
	・ゆったりとした気持ちで事例報告をしてもらう ・事例の概要をおおまかにイメージしてもらう ・自由な発言を保障する ・多様なものの考え方と自由な感じ方を尊重する ・参加者の一員として臨み，少数意見も大切に扱う ・多面的な討議ができるようにする ・患者を中心にした討議を進める ・「感じたこと」や「考えたこと」に焦点をあてる ・かかわりをイメージできるような質問をする ・ケアをとらえ直す ・発言の真意を尋ねる ・沈黙が生じても無理に打開しない ・討議の妨げになるような行動をできるだけなくす ・参加者の意見や思いを通い合わせる ・検討された内容や討議のプロセスを整理する ・討議したことを可視化する ・振り返り，「気づき」を次につなげる ・参加者にフィードバックする	・討議の過程（プロセス）を振り返り，締めくくる準備をする ・事例提供者と参加者が言い残したことがないか確認をする ・今回の事例検討で得られた結果について述べるとともに，事例提供者の感想を聞く **主催者** ・事例検討会終了後，記録係から記録，事例提供者から感想を受け取り，保存する
	・参加者の質問に答える ・自分の事例動機からずれた質問があった場合は，質問を投げ返す	・今回の事例検討で得られた気づきや感想などを述べる ・考えながら帰路につく ・事例検討後の感想を書き，主催者に提出する
	・意見や話の流れを簡単に書き記す ・討議のポイントに印をつけたり，関連性のあるものを矢印でつなげたりするなど，表記に留意して，整理に役立つようにしながら，記録を続ける	・事例提供者や参加者の感想を書き留める ・考えながら帰路につく ・今回の事例検討の記録を主催者に提出する
	・できるだけ率直な意見を述べて話題を広げる ・1回の質問に複数の内容を盛り込まない ・ファシリテーターや司会者の説明について，不明な点や確認したいことがあれば質問する ・事例報告を聞き，不明な点や確認したいことについて質問する ・他の参加者がどのような意図でいるのかを理解する	・事例提供者の感想を聞いて，気づいたことがあればつけ加える ・考えながら帰路につく

2 事例検討会の準備

　事例検討会は病院，大学，職能団体が開催する研修会などで開催されている．本稿では，実際に病院で事例検討会を始めるにあたり，どのような運営のスタイルがあり，どのような準備が必要になるのかを述べる．

▶▶ 運営のスタイル

　病院では，事例検討会を「院内の研修」と「勉強会」として行う場合がある．院内の研修として行う場合は，看護部の研修の一環として位置づけられることが多い．勉強会として行う場合は，病棟や有志で時間外に行う場合もある．

　主催者は，院内の研修として行う場合は看護部や看護部の教育委員会などが，勉強会として行う場合は「呼びかけた人」がなることが多い．どちらの場合でも，主催者は事例検討会の位置づけ，対象者，参加者数，開催時期や検討時間，開催場所，事例提供者の選び方，告知方法をあらかじめ検討しておく（表1）．

> **memo**
> 院内の研修として行う場合は，最初に「事例検討会の講義」を行うことがある．その場合は，実習先の大学教員などに外部講師を依頼することもある．

> **memo**
> 病院の内外に告知をし，当日，直接会場に来てもらえれば参加できるようにする事例検討会もある．しかし，この方法だと当日まで，どのような参加者が来るのか，何人の参加者になるのかなどが把握できない．そのため，事前申し込みを行うことが多い．

表1　運営のスタイル

	院内の研修	勉強会
対象とする参加者[※1]	研修の一環として企画，新人研修など現任教育の目的で企画	自己研鑽や相互学習を目的として企画
開催時間	時間内，時間外	時間外
定員	1グループ10人以下	大グループの場合，約50人以内
検討時間	60〜90分，1日または半日	60〜120分
開催の頻度	研修プログラムに合わせる	定期的，不定期
開催場所	研修室，会議室など	研修室，会議室など
事例提供者の選び方	主催者が決める[※2]	主催者，参加者で決める
告知方法	研修プログラムや院内掲示	院内掲示やメールの配信など

※1　参加者を固定して行うのか，毎回募集するのかを考えておく必要がある．それによって，告知方法や事例提供者の選び方が異なる．
※2　各部署から参加してもらう場合は，事例提供者は部署内で持ち回りにしてもらうとよい．

column

●事例検討を始めるきっかけ●

　事例検討を「病院で始めてみたい，始めよう」と思ったときから，事例検討は始っているといえる．「患者さんや家族に，このような看護がしたい」「患者さんのケアをどうにかしたい」「他のスタッフはどのような気持ちで，今患者さんへのケアを行っているのだろう」「他の部署や病院ではどのように考えるのだろう」などと思うことが，きっかけの一つとなる．こう思った時点で，「今までより，良い看護をしていきたい」という気持ちになっているはずである．それは事例検討会開催の動機につながる．事例検討を始めるきっかけは，どのようなものでもよい．語り合える仲間に声をかけることが手始めになる．

　主催者になることは，荷が重いと感じるかもしれないが，気軽に楽しもう．参加者が集まる場を設定し，まずはその場を大切にしてもらいたい．集まることだけで，いろいろなものがみえてくる場合もある．主催者が少しでも安心して準備ができるよう表2を参考にして気兼ねなく開催してもらいたい．

（西池絵衣子）

▶▶当日までの準備

❖ 主催者（表2）

● 参加者への呼びかけと告知

　主催者は運営のスタイルが決まったら，具体的に参加への呼びかけを行う．どのような参加者を対象とするのか，どのような目的で行うのかも知らせるようにする．

　院内の研修会として行う場合は，研修プログラムで案内をしたり，院内の掲示板を利用したりする．また，看護部全体の報告事項や部署の会議で伝えることもある．

　勉強会として行う場合は，院内掲示だけでなく，仲間への声かけ，メールの配信をすることもある．

　告知の時期は，事例提供者の依頼や準備を行うためにも3週間～3か月前が適切である．年間スケジュールを組む場合は，日程（案）を知らせておくと，参加者は業務調整や休み希望の調整を行うことができ，参加しやすくなる．

● ファシリテーターへの依頼

　ファシリテーターは，あらかじめ誰に行ってもらうのか検討しておく．院内での調整が難しい場合は外部講師に依頼してもよい．

point
あらかじめ人数がわかっていたほうがよい場合は，事前申し込み（参加者が固定している場合は出欠の確認）を行うとよい．

memo
外部講師に依頼する場合は謝金が発生することもある．

表2 主催者準備メモ

きっかけづくり
- □事例検討会に参加経験のある人が，学習機会として院内での事例検討会を呼びかける
- □患者へのかかわりに難しさを抱えている人がいたとき，事例検討会に参加経験のある人が，語り合いの場として事例検討会を提案する

3週間前まで
- □事例検討会の目的の設定
- □ファシリテーターの依頼
- □司会者の依頼（初めて，あるいは不定期な開催の場合）
- □事例提供者の選定と依頼（定期的な開催の場合は事例検討会終了後に，次回の事例提供者を募る．初めて，あるいは不定期な開催の場合は，主催者が声をかける）
- □事例提供者に事例報告用紙の記入を依頼（期日を設定）
- □開催場所の確保
- □開催日時の設定
- □必要物品の確認[1,2]（クリップボード[3]，記録用紙，事例検討後の事例提供者の感想〈事例検討会終了後に事例提供者に書いてもらう用紙〉，筆記用具，事例報告用紙回収ボックス）
- □参加者への案内（駐車場含む）

  [1] 開催の目的や企画の内容により，必要時準備
  - □参加者リストの作成（事前申し込みをせず，自由参加にした場合は不要）
  - □飲み物，お菓子の準備（参加費を設定して準備する場合もある）

  [2] 半日や1日研修で行う場合
  - □ホワイトボード
  - □色つきマジック（できれば複数色の用意）
  - □模造紙

  [3] クリップボードは，記録係がメモをとりやすいように，あらかじめメモ用紙をはさんでおく

1週間～前日まで
- □今回の事例報告用紙の印刷
- □前回の事例検討会の記録の受け取りと配布用の印刷（定期的な開催の場合）
- □前回の事例検討会における事例提供者の感想の受け取りと報告の準備（定期的な開催の場合）

当日
- □会議室の案内掲示
- □会場セッティング
- □必要物品の準備（上記「3週間前まで」の「必要物品の確認」と同じ）
- □事例報告用紙回収ボックス（袋でも可）の設置
- □記録係に記録用紙を渡し，提出期限を確認
- □事例提供者に検討会後の感想の提出を依頼して，用紙を渡し，提出期限を確認
- □司会者に開催・閉会のあいさつ，次回の事例提供の希望を募ってもらうことを依頼
- □次回以降の参加希望を確認
- □参加費の集金，飲み物の配布（上記「3週間前まで」の[1]の場合）
- □出欠者の確認（事前申し込みをしない場合は不要）

事例検討会後
- □次回の事例提供者に事例報告用紙を渡す（送付する）
- □今回の記録係の記録の受け取り，および保存（期日までに提出がない場合は，連絡する）
- □今回の事例提供者の感想の受け取り，および保存（期日までに提出がない場合は，連絡する）

2. 事例検討会の準備

- **開催場所の設定**

事例検討会を開催するにあたって，主催者は話をしやすい雰囲気になるよう開催場所にも配慮することが重要である．病院で開催する場合は，研修室や会議室，カンファレンス室を使用することが多い▶1．集まりやすく，参加者の人数や話し合いに適した場所を設定することが望ましい＊1．10人以下の参加者で，大会議室などの広い場所を使用するときは，パーテーションを用いて部屋を区切るなどの工夫も必要である．

- **事例報告用紙記入の依頼，印刷**

事例提供者に事例報告用紙＊2を渡し，期日までに記入してもらうよう依頼する．できれば開催日1週間前までに提出してもらうことが望ましい．また，当日までに参加者の人数分の印刷を行う．事例検討会後に回収する場合は，配布前にナンバリングをしておくと，回収の確認が行いやすい．事例提供者には，事例検討後に感想＊3を書いて提出してもらうこともあらかじめ伝えておく．

❖ 事例提供者

期日までに指定された事例報告用紙を準備する．その際，必要に応じてプロセスレコード＊4を記入したり，参考資料を添付したりしてもよい．

患者の状態が変化することもあるため，当日に情報を補足できるようにしておくこともある．上司の許可を得て，カルテを持参してもよい．

▶▶ 当日の準備

❖ 主催者

- **会場セッティング**

開催場所は研修室や会議室，カンファレンス室で行う場合が多い．そのため，部屋から机を出すことが困難な場合も多い．形にこだわらなくてもよいが，お互いの顔が見えるようにセッティングすることが望ましい．机があると（図1），机の上の記録ばかりに目が行ってしまう▶2ことがあるため，可動式の机や椅子が設置されている場合は，机を移動させ，人数分

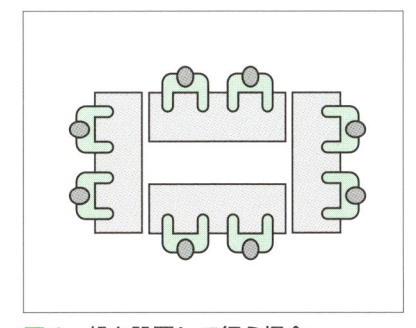

図1 机を設置して行う場合

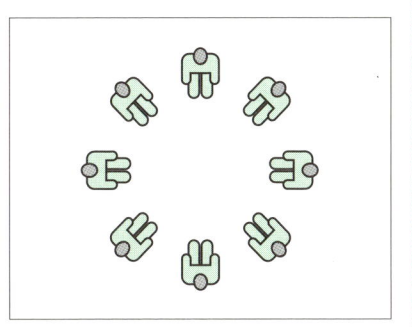

図2 円になって座る場合

▶1 研修室や会議室の予約は病院のルールに従って行う．

＊1 3章「6．ファシリテーターの役割」（p.50）を参照．

＊2 2章「2．事例報告用紙のまとめ方」（p.23），用紙は付録「1．事例報告用紙」（p.118）を参照．

＊3 記入例は4章「3．事例検討の終わり」（p.97），用紙は付録「4．事例検討会後の事例提供者の感想」（p.121）を参照．

＊4 付録「2．プロセスレコード」（p.119）を参照．

▶2 司会者やファシリテーターは参加者の態度や様子にも配慮する必要がある．

> **column**
>
> ●事例検討会において記録をとることの意味●
>
> 　事例検討会を定期的に開催する場合は，次回の事例検討を始める際，前回の記録物を配布し，事例提供者の感想を報告する．事例検討後の患者や事例提供者の近況を共有すると，参加者も事例提供後に感じていたことの振り返りができる．このことは，検討する事例は変わっても「かかわりの積み重ね」につながり，討議をより深めることができる．
>
> 　また，前回の事例提供者が，事例検討後の患者とのかかわりで，戸惑いや困難さを感じていた場合は，短時間の事後検討を行うこともある．困難な事例を抱えている事例提供者ほど，孤立したケアを行っている可能性が高いため，参加者は事例提供者の報告を聞くことで，新たなかかわりの糸口をみつけることができる．
>
> 　　　　　　　　　　　　　　　　　　　　　　　　　　　　（西池絵衣子）

の椅子を準備し，円を描くように座るとよい（図2）．

　また，会場の入り口には事例検討会の案内を掲示しておく．

● **事例報告用紙の配布および回収ボックスの設置**

　事例報告用紙は，事例検討会の受付時または開始時に参加者に配布する．また，事例検討会後に回収する場合は，事前に参加者へ伝え，回収ボックスを設置する．

● **司会者への依頼**

　司会者には，事例検討会のはじまりと終わりに挨拶をしてもらうことを依頼しておく．事例検討会が定期的に行われる場合は，終了時，次回の事例提供を呼びかけてもらい，その場で事例提供者を決めてもらう．

● **事例提供者への依頼**

　事例提供者には，事例検討会終了後に率直な感想を記入してもらう．そのため，感想を提出してもらうことを事前に伝えておく．

● **共通ルール（運営ルール）の共有**

　業務の都合で遅れてきた場合は，途中参加してもらっても構わないが，事例検討が行われているあいだは，基本的に参加者は出入りしないこと（討議に集中すること）がルールであると，事前に伝えおく．また，事前申し込み，あるいは「出席」の返事をしたのにもかかわらず，どうしても出席できなくなった人は，主催者に連絡をしてもらうようにする．

　共通ルールのなかでも運営にかかわるルールは，主催者とファシリテーター，決まっていれば司会者の3人で確認をしておく．

> **memo**
>
> 病院外の参加者がいる場合は，事例報告用紙の印刷時に所属施設や所属部署，氏名をあらかじめマスキングしておくことで個人情報の保護に努める．

❖ 事例提供者

　事例提供者は事例報告用紙に記入していないことでも，患者の直近や当日の様子，処方内容や看護計画を伝えることができるようにしておくことが望ましい．特に救急・急性期病棟では，事例報告用紙提出後から事例検討会当日までのあいだに，患者の状態や処方内容が変更になることがあるためである．

❖ 記録係

　記録係は，「事例提供者が事例検討をしてもらいたいなどと思っていたこと」「ファシリテーターや参加者の重要な発言」「今後の展開」について記入する▶3．事前に記録係が決まっているときは事例検討会が始まる前に（決まっていないときは「役割分担」で決まった後[*5]），主催者から配布されたクリップボード，提出する記録用紙を受け取る．事例検討会中は，メモ程度の記録を残しておくだけでよい．

（西池絵衣子）

◯参考文献
・野中 猛，他．ケア会議の技術．中央法規出版；2007．

▶3
記録をすることは，話の展開や広げ方，ファシリテーターの考え方や事例提供者，参加者の気づきを整理するための訓練にもなる．

*5
3章「3．事例検討会のはじまり」（p.38）を参照．

3 事例検討会のはじまり

▶▶ はじまりのあいさつ

　事例検討会の開催のあいさつは，司会者が行う．場合により，主催者（呼びかけた人）やファシリテーターが行うこともある[▶1]．

　あいさつは，勤務の時間をやりくりして集まっている参加者に対するねぎらいの言葉とともに，これから始まるという意識がもてるような内容にする．

▶▶ 自己紹介

　自己紹介は，参加者全員が行う．進行役は司会者（あるいはファシリテーター）である．

　事例検討会は，日ごろ病棟内で行うカンファレンスのように業務の一環として行うものとは違う．まとまった時間を確保して，ゆっくりと自分のケアを振り返ったり，患者への理解を深めるためにじっくりと話し合ったりする場である．そのため，意外とかしこまった雰囲気になることもある．いつも顔を合わせている同じ職場の仲間であれば，あらたまって自己紹介を行う必要はないが，「お互いを知る」ということだけではなく，「場を和ませる」という意味もあるので，工夫してみるのもよい．また参加者の意気を合わせることもでき，参加意識も高まっていく．

❖ 時間の管理

　自己紹介の時間は，調整が必要である．参加者が多いときなど，自己紹介が長引くことが予測された場合は，あらかじめ時間制限を設けたほうがよい．たとえば，最初に「自己紹介は一人〇分でお願いします」などと伝えておく．ベルの使用や，タイムキーパーをあらかじめ決めておくなどしてもよい．できるだけ，発言の途中で話を遮らないように工夫する．どうしても話が長引く参加者には，タイミングを見計らって声をかけ，知らせるようにする．

▶▶ 目的や進行の流れなどの説明

　司会者（あるいはファシリテーター）は，事例検討会の目的[*1]や進行の流れ，時間配分，共通ルールについて説明し，参加者で共有する．これらは，参加者全員のめざす方向性を一致させ，討議への参加を動機づける

[▶1] はじまりのあいさつ
一つの大集団（グループ）で行う場合などは全体の進行役として司会者が担うことが多いが，少数グループに分かれる場合などは各グループのファシリテーターも行う．また，閉会のあいさつも同様である．

point
参加者のなかには，大勢の人前で話すことが苦手で，緊張のあまり何を話していいのかわからなくなり，戸惑ってしまう人もいる．司会者（あるいはファシリテーター）が最初に自己紹介すると，後に続く人の緊張がほぐれることもある．

[*1] 1章「1．ケアを見直す場としての事例検討」（p.2）を参照．

ためにも行っておく必要がある．

　事例検討は，気の重い作業でもある．なぜ事例検討という方法が必要なのかについては，初めに伝えておきたい．一つの事例とのかかわりを立ち止まり振り返ることの良さや，それをみんなで一緒に考えていくことの意味など，事例検討会の目的や得られるものについて，一言でもいいので伝えておくと，参加者の関心も高まり，安心できる．あらかじめ資料を準備しておき，前段として講義形式で行ってもよいが，短時間で行う．

❖ 進行の流れと時間配分

　何をどのくらいの時間をかけて行っていくかという「タイムスケジュール」が必要である．まず，原則として事例検討会の開始時間と終了時間はきちんと守ることを，全員で周知しておく．

　時間の管理は，司会者（あるいはファシリテーター）の役割であるが，参加者の協力も必要である．また，だいたいの進行の流れがわかっていると，事例検討会の全体をイメージしやすい．ただし，時間の枠組みにこだわりすぎると，窮屈な討議になるので，おおまかに説明するくらいに留めておく．時間内に順序よく全てを完結させる必要がないことも伝えておくとよい．

　時間配分は，事例検討会の開催時間や参加人数によっても違うが，できるだけ多くの時間を討議に割くようにする．短時間の事例検討会の場合は，より限られた時間のなかでの討議になるので，企画段階で進行表を作成するのもよい．慣れていくと，進行状況に応じて時間の調整ができるようになるが，はじめのうちは時間の目安を決めておくとよい．

❖ 共通のルール（表1）

　討議を進めるにあたって心がけておきたいことを，共通のルールとして事前に決めておくようにし，討議のはじめに，参加者と確認し共有しておく．共通のルールは，討議が活性化されるだけではなく，討議の妨げになるようなことを防ぎ，また参加者に進行上の協力を仰ぐことにもなる．

　共通のルールは説明するだけではなく，事前資料として準備したり，あ

> **memo**
> 終了時間が決まっていることは，事例提供者を保護することにもなり，事例提供者の安心感につながる．

> **memo**
> 【タイムスケジュールの例】
> ・開催時間：60分間
> ・参加者：6～7人
> ①約3分：開催のあいさつ，進行説明
> ②約5分：自己紹介，役割分担
> ③約7分：事例報告，質疑応答
> ④約40分：グループ討議
> ⑤約5分：事例提供者の感想，閉会のあいさつ

表1　共通ルールの例

- 事例報告用紙の扱い（書き込みはOKだが，事例検討会終了後に回収する）
- 事例を安全に取り扱う（守秘義務を守り，外にもち出さない）
- 事例検討会は成果・発表としては使わない
- 話を最後まで聴く
- 肩書きや立場を忘れる
- 自由な発言を心がける（感じたことを率直に口に出してみる）
- 批判しない
- その他（グループで決めたルールなど）

> **column**
>
> ### ●初めての自己紹介●
>
> 　初めて事例検討会に参加するときは、「いったいどのようなことが起きるのか」と緊張するものである．日ごろ，病棟のなかで患者について話したり，相談したりすることはできていても，病棟から離れると「いつもとは違う」と，感じてしまうことがある．また，あまり顔を合わせていないスタッフや，知らないスタッフなどを前にすると，「どのような人なのだろうか」「理解してもらえるだろうか」と，つい身構えてしまう場合もある．
>
> 　そのようなときは自己紹介で，自分のことを知ってもらうと，少し気楽になれるときがある．同じように相手のことがわかると，「一緒に考えていけばいいのだ」という気持ちになれる．自己紹介があっさり一言で終わると，一緒に取り組もうという場の空気が薄れ，参加意欲も半減してしまいそうな雰囲気になる場合がある．名前や所属部署だけではなく，参加の動機や，最近取り組んでいることや頑張っていることなどを少しつけ加えると，場も和み，その人の「人となり」もみえてくるものである．
>
> （高田久美）

らかじめホワイトボードなどに書いたりしておくと，必要時に示すことができる．ただし，共通のルールを決めたことによって，かえって発言の幅を狭めないよう，言葉は堅苦しいものではなく，具体的でわかりやすいものにする．

▶▶役割分担

　役割分担は，その場で決める場合もあるし，事前に決めておく場合もある．初めて事例検討会を開催するときや，短い開催時間で余裕がない場合などは，企画の段階であらかじめ決めておく．その場合，「今回は○○さんにお願いしてあります」などと，主催者が紹介するとよい．

　ファシリテーターについては，あらかじめ依頼しておく[*2]．自分の病院に人材がいない場合は，外部講師を依頼してもよい．

　司会者と記録係をその場で決める場合は，主催者の進行で決める．司会者があらかじめ決まっていれば，その場で決めなければならない役割は記録係だけである．また，タイムキーパーを別に決める場合もある．院内で事例検討会を継続して行う場合は，できれば会の終わりに，次回の司会者と記録係，事例提供者を決めておくと次回の進行がスムーズになる．

---

memo

司会者が決まっている場合，進行は主に司会者が担う場合が多いが，ファシリテーターが参加者の様子を見ながら追加説明するなどフォローする．

[*2]
3章「7．事例検討会におけるファシリテーターの実際」(p.56)を参照．

役割分担の決め方は，自薦・他薦，「じゃんけん」「くじ引き」など，さまざまである．ただし，他薦は，場合によって押し付けになる場合があることも心にとめておく．

なお，主催者が司会者をしたり，ファシリテーターを担ったりする場合もある．

▶▶ 事例報告

事例提供者は事前に準備しておいた，事例報告用紙の項目[*3]に沿って話す（事例報告用紙は当日，参加者に会場で渡される）．

書面をそのまま読むと平面的な報告になってしまいがちだが，書いたものを読み伝えることには限界がある．事例報告後の質疑応答などで，事例のイメージをふくらませるようにするとよい．60分の事例検討会の場合，おおむね7分位を目安に，①事例の基本情報（年齢・性別・疾患名・家族背景・生活状況・ADLなど），②入院までの経過，③支援経過や結果，④事例提供の動機（事例を検討したい理由）を，特に意識して伝える．経過が長い事例については，変化を絞って話すとよい．また，事実と事例提供者の感じていることや考え方を分けて話すと伝わりやすい．

（高田久美）

---

memo

役割分担がどのような方法で決められるかによっても，参加者の特徴やグループの雰囲気がわかる．

[*3] 2章「2．事例報告用紙のまとめ方」（p.23）を参照．

point

事例提供者によっては，参加者に理解してもらうため，事例報告用紙に書いていないことを加えて話す人もいる．長く話しすぎると，事例提供者の考えが多く盛り込まれ，参加者に固定観念を与えたり，事例報告に時間がかかり討議の時間が少なくなったりすることにもなる．そのため司会者は60分の事例検討会では7分以内に，90分の場合は10分以内におおむね留めてもらうよう，あらかじめ伝えておく．

4 参加者の役割

　事例検討はいろいろな役割を担う人によって成り立っており，参加者一人ひとりも討議の主役ともいえる大事な役割を担っている．事例検討が進む段階においては，発言をしたり受け答えをしたりする人が，その瞬間の「主役」になる．事例提供者が語る「ケアの困難さ」の意味を探ることや，それぞれの気づきを重ね合わせることによって，新たなかかわりを生み出そうとするプロセスは，何本もの複雑に絡まった糸を解きほぐし，新たなものに紡ぎ直すような作業ともいえる．この作業は，参加者全員が一緒に行うところに事例検討の意味がある．

　本稿では，それぞれの参加者にとっての意義と，参加者の役割について述べる．

▶▶ 一緒にその場にいること

　参加者の役割で一番大切なことは，一緒にその場（検討の場）にいることである．しかし，それはたんなる傍観者ではない．事例検討は，そのときその場を共有する人と人とのつながりが重要である．よって，お互いの顔が見えるような位置に座ることも大切である（できれば，きれいな円を描くように座る）[*1]．また，「場」の雰囲気も討議に影響する．特に，遅刻や途中退席などは，場の雰囲気を変えてしまうことがあるので，気遣いが必要である．無言で退席することは，何か討議に関係があっての退席なのか，それともトイレに立っただけなのかなど，他の参加者たちに戸惑いを与えてしまったり，時には不快な思いをさせてしまったりすることもある．事情のある退席をする場合には，あらかじめ参加者に伝えておくか，話の途中で「悪いのですが…」と前置きをして，事情を話すことがルールである．

　「私語」についても，気をつけなければならない．討議にまったく関係のない会話については，慎むようにする．また，討議の話題に関心がもてなくなったり，事例提供者よりも事例のテーマに関する詳しい情報をもっているのに，発言せず，隣の人とだけ話したり，つぶやいたりする参加者もいるが，たとえ事例に関係のある内容であっても，討議に集中することは大切なルールである．気になることや，事例検討を行ううえで心配なことがあれば，グループのなかで発言したり司会者に伝えたりする．

*1
3章「2．事例検討会の準備」（p.32）を参照．

memo

看護経験が豊富な人は，経験が浅い人に，これまでの看護体験をとおして適切なケアをアドバイスすることも役割の一つと考えて，事例検討に臨む．事例検討会では，お互いが学び合えることでも満足感が得られる．ただし，経験の押しつけにはならないように話すことが大切である．

▶▶ 自分の経験を重ねて聴く

　参加者は，事例提供者や他の参加者の意見を自分の経験と重ねて聴くことが大切である．自分のこれまでの看護体験と結びつけたり，比べたり，自分の身に置き換えたりしながら聴くことで，異なった意見や体験していないことであっても，相手の気持ちを理解できる．そのときその場の事例提供者から語られる事例に対して，行われたケアの内容や経過だけでなく，事例提供者や他の参加者が，どのような思いや考えをもっているかに関心を向け，理解をしようとする態度が大切である．「話を聴いている」「理解できた」という気持ちを相手に伝える方法として，「うなづき」や「相づち」があるが，話し相手への過度な相づちを打つ必要はなく，いつもの自分のスタイルで臨めばよい．

▶▶ 自分の看護体験を語る

　一つの事例を，複数の人で共有し話し合いをとおして振り返ることには，大きな意味がある．日々の看護体験のなかで得られたかかわりの知恵や工夫は，言語化されないまま，個人の経験のなかに埋もれてしまっていることが多い．参加者は，事例と重ね合わせながらこれまでの看護体験を想起し，経験した実際のかかわりを言語化することで，事例の全体的なイメージを膨らますことができるとともに，看護実践のなかで得られたかかわりの知恵や工夫を共有できる．

▶▶ 思いや考えを重ね合わせる

　参加者は，事例提供者が語る患者とのかかわりで，気になった患者や看護師の言動，患者を取り巻く家族状況，病棟環境などを尋ね，患者像がイメージできるようにする．その際，具体的なやりとりを明らかにしていくと，かかわりの全体像がイメージしやすい．また，事実を確認するだけではなく，「感じたこと」や「考えたこと」を率直に述べるようにする．「そのとき，どう思ったのか」「なぜ，そのようなことをしたのか」と事例提供者に尋ねるだけではなく，自分の意見の根拠となる「感じたこと」や「考えたこと」を伝えると，相手（聞き手）に意図が伝わり，理解しやすい．

　参加者一人ひとりのケア経験はさまざまであり，また，事例に対する関心の度合いも違う．自分の体験や感じ方は，この場にそぐわないかもしれないと思うことがあるかもしれない．しかし，決して身構える必要はない．「何でもいいから一回は発言してみる」など，自分なりの目標をもって参加してみてもよい．また，日ごろ病棟では語れないことでも，勇気を出して口に出してみるとよい．

> **memo**
> 事例提供者への配慮として，一回の質問に多くの内容を盛り込まない，検討に関係ないことを興味本位で質問しないようにする．

❖ 事例提供者の思いの理解

　事例提供者の理解に努めることも大切である．討議のなかでは，事例の全体像を明らかにして，患者理解を深めるだけではなく，その過程において，事例提供者自身が自己のケアを振り返り，考え直す場でもある．自分の判断や行ったことを多くの人の前で明らかにしていくことは，ときに痛みを伴う．そうした相手の気持ちを察して意見を述べることに躊躇してしまうこともある．しかしながら，日々のケアへと活かされる自己成長の機会であるため，互いに学び合える場ととらえることが重要である．事例提供者個人や，所属する部署のケア方法に対しての批判的な意見も，時には重要な投げかけとなる場合がある．発言の際は，個人攻撃ではないことを前置きして率直に話す．また，必ずしも事例提供者に同意，同感するだけではなく，浮かんだ疑問は投げかけるようにする．

❖ 事例検討会に参加することの意義

　はじめは，気が重かった参加者から，事例検討会が終わった後に「参加してよかった」と，喜びの声が聞かれることは多い．緊張の度合いは，事例提供者ほど高くはないとしても，グループ活動が苦手な人は意外と多く，「何か話さないといけないのではないか」「うまく話せるだろうか」と，不安が募る場合がある．加えて「何か役割を任せられたらどうしよう」と思うと，「参加するのは次の機会にして今日はそのまま帰ろうか…」という思いもよぎることもあるだろう．

　それでも，思い切って参加してみると，いろいろなことに気づける楽しさが事例検討会にはある．日ごろ，病棟のなかで行っているケアは，独りよがりのものではなく，決して患者に押しつけているわけでもない．自分の判断によって行われていることは確かであり，患者の様子や反応，周囲の状況をみながら感じたり，考えたりした結果の言動である．そうであっても，上手くいかないことはたくさんある．「なぜなのだろうか」と気になりつつも，毎日繰り返される業務のなかで，ゆっくり振り返って考える余裕もなく，過ぎ去って行くのが日常である．看護師が抱える困難さは，患者とのかかわりのなかにあって，日々のケアのあちこちに埋もれている．

　事例検討会では，このような日常を共有しつつ，患者との関係性のなかで起こっていることの意味を，提供された事例をとおして，多くの仲間と一緒に語り合いながら，考えていくことができる．顔を合わせ，じっくりと話し合うことで，コミュニケーションの深まりを感じ，また，話を聴いてもらえる支持的な「場」の居心地の良さに，気持ちも和む．何より，一つのことを一生懸命考えられる時間は貴重である．参加者一人ひとりの意見も参考になる．これまでのケア経験や，価値観に基づいた意見に，とき

には自分の視野の狭さや，問題点ばかりに着目していたことに気づかされる．

　患者の見方が変われば，視野も広がり，もやもやとしていたことが，すっきりする感覚も味わえるのが事例検討会である．といっても，時には，見落としていたことに気づき，さらに気が重くなったり，理想と現実のギャップ，思っていた以上の問題の複雑さに，大きな荷物をもって帰る場合もあるが，それでも一人ではないと思えることが嬉しい．事例提供者の事例ではあるが，自分の身に置き換えて，疑似体験できる事例検討を積み重ねていきたいと思う人も，きっとたくさんいるはずである．自分の感じたことや考えたことを人に伝えるのも，訓練が必要である．事例検討会は日々のケアの糧にすることができる．

（高田久美）

◎**参考文献**
・堀　公俊．ファシリテーション入門．日本経済新聞社；2004．
・篠田道子．チームの連携力を高めるカンファレンスの進め方．日本看護協会出版会；2010．
・外口玉子，編．精神科看護事例検討会ゼミナール　方法としての事例検討．日本看護協会出版会；1981．

5 事例提供者の役割

本稿では，初めて事例提供を行う人にとっても，事例提供を何度も行っている人にとっても，共通で大切になる事例提供の意義と役割について述べる[*1]．

*1
事例の選び方については，2章「1．事例の選び方」(p.18) を参照．

▶▶ 事例提供をするということ

事例検討は，看護師が看護するうえで孤立しないための手立てである．

看護師と患者の関係だけではなく，上司や同僚である看護師どうしの意見の相違や，医師など多職種の業務のあり方に対する疑問や反感を放置したくないと思うことも，事例検討のテーマになりえる．それだけに事例検討では，参加者がそれぞれの価値観だけで事例提供者の気持ちや行動を評価しないようにしなくてはならない．また，事例提供者も参加者の経験だけで判断されるような言動があれば，その言動に対する反論をしてもよい．

病棟を離れた場所で事例提供するには勇気がいるが，同様の気持ちで事例検討会に参加する人が他にもいることに，ぜひ気づいてほしい．

❖ 患者のありのままの姿を伝えてみる

事例検討では事例提供者と患者の関係をありのままに伝えることが基本であるが，事例提供者が自分のケアをありのままに語ることは，ためらわれるときがある．

緊迫した場面の対処が上手く図れなかったときや，自分や患者が恥ずかしい思いをしたときなどは，その瞬間の感情が呼び起こされて，緊張したり苦しくなったりすることもある．また，やむを得ない選択をしたことを，事例検討の場で批判的に指摘される場合もある．そのため，事例提供者がいくら経験が豊富な人であっても，当事者として「再び事例を提供した場所に戻っていく」ため，つらい体験などの場合には，詳しく説明ができなくなる場合もある．

だが，看護の仕事は「患者−看護師」のやり取りという事柄（もしくは，出来事）が終わっても，後に引く気持ちを生じさせるものがあり，多くの看護師が体験している．たとえば，少ない人数のスタッフで，やりくりする過酷な環境の人もいるかもしれない．また，まだ語っていないものの看護師として本当は語りたいことがあり，語り合うときを待っている人もいるかもしれない．

そのような参加者のためにも，事例提供者がありのままに語ることは，全ての参加者に経験として共有されることを理解しておく必要がある．

❖ 言葉にしてみる

　事例検討会は，病棟内のカンファレンスとは異なるため，病棟内では同僚への配慮がはたらいて，なかなか切り出せない自分の心境も，信頼できる参加者たちとの討議だとわかると，自由さを伴うように変化する．事例提供者は，個別の病院事情は共有しつつも，病棟外のスタッフだからこそ言えることがあり，語ることもできる．

　また，事例提供者は自由な討議を経て，患者ではなくスタッフの顔色をうかがいながら看護をしていた自分を悲しく思ったり，患者に対する誠実さを欠いていた自分を恥ずかしく思ったりするときもある．そのような気持ちこそ率直に語り合いたい．このように業務のたいへんさ，看護の難しさにとどまらない看護師としての感情のあり方を共有できるのも，事例検討の優れた点である．

❖ 気になることは参加者に聞いてみる

　事例検討を進めるうえで，つらくなったり，悲しくなったり，感情がゆれ動いたりしたときには，なるべく感情の変化を言葉にするとよい．参加者のなかで，事例提供者と同じような気持ちになっている人がいると感じられるときには，言葉にして参加者に伝え，確かめ合って事例検討会のなかで事例提供者自身が孤立しないようにしておきたい．また，わからないことがあれば，「わからない」と発言して，他の参加者は検討経過で不明な点があったら確かめておくことが大切である．

❖ 怒りや疑問を事例検討会にぶつけてみる

　実際の職場では，疑問と怒りをもちながらも，「職場では人間関係を円滑に運びたい」と，よくいえば自分の気持ちを抑え，感情をコントロールしている場合がある．しかし，時には，そのようなことでよいのかと正義感が高まってくることもある．

　すると，病棟でこれまで続いていた対応にますます疑問が湧いてくる．このようなテーマが事例検討されると，本音や建て前のあり方を考えることになり，事例検討の柔軟な方法が活かされる．そのため，事例提供者は普段，感じている疑問や怒りを事例検討の場でぶつけてみるとよい．

❖ じっくり取り組むこと

　看護の仕事をしていくうえでは悲しかったり，恥ずかしかったりすることは自然であり，避けられない経験，ある意味では「試練」である．事例

memo
沈黙も表現の一つである．

検討の場で，事例提供者の感情が揺さぶられるような体験のときには，問題を一度に解決しようとしないで，事例検討の参加者と継続的に話をしていけるようにじっくり取り組むことが大切である．このようなやり取りのときには，事例検討を離れても，「後輩を大切にする」というような関係性が生まれる．事例検討の副次的な効果といってもよいだろう．このような関係は本来，病棟ごとの教育体制の問題ではあるのだが，現状ではそのような対応は事例提供者が所属する部署や病棟の看護チームごとでは難しいことも認識しておく必要がある．

❖ 質問されて気づくこと

事例検討では，参加者やファシリテーターから質問をされることで，事例提供者自身の患者の理解度に気づくことがある．同じ病棟や部署などの臨床状況にいると感じられないことや，客観的にみることが難しい場合もある．この気づきは，現場に戻ったとき新たなケアを行っていくための第一歩なのである．

❖ 事例検討会へ繰り返し参加することで得られる学び

事例検討は繰り返し行っていくうちに，次第とわかってくることがある．それは精神科の看護師として成長していくために，過渡的な段階としての自己の感性や理性を厳しく鍛えなくてはならないことに通じる．記憶と反復による学習効果によって高まる知性と違い，自分の感性や理性とうまくつき合うためには，そのときどきの自分の気がかりや困惑，怒りを先輩や同僚と一緒に考えていくことが必要である．

患者のどのような事態にも動揺せず冷静に対処することはとても難しい．だからこそ，そのときどきの自分の感情と正直につきあっていけるように事例検討を積み重ね，個人の経験を開きつつ，他の看護師の経験や力を借り，理解していくことが必要である．

（末安民生）

column

●事例提供者を経験して●

　患者を前にして，傷ついたこころや，受診・入院に至るまでの苦しみをみると，看護師として何かできることはないかという気持ちが自然に湧いてくる．筆者は新人のころに先輩から「精神科は張り合いがない．いくら熱心に看護しても"ありがとう"の言葉もないからね」と言われ，そんなものなのかと思った記憶がある．しかし多くの看護師は，臨床において，入院患者からも，外来患者からも，デイケアのメンバーからも，多くの感謝の言葉を聞いているはずである．

　自分からはなかなか言葉の出ない患者でも，その目の動きや，遠慮がちなしぐさから感謝の気持ちを感じ取れることもある．そのようなときには，なぜか学生のころの一生懸命ではあるけれども，ぎこちない看護に対して患者から伝えられた感謝の言葉などが思い返されることもある．

　看護師として訓練を受けていれば，病の人を前にして何とか助けてあげたいと思う気持ちと，その結果として患者から伝えられる感謝の言葉を嬉しく受け入れたいという気持ちが生じることは自然であり，次の看護への励みになっている．

　だが，臨床ではいくら熱心に取り組んでも，思うようには苦痛が改善せずに，その苦しみやいらだちを直接，看護師にぶつけてくる患者もいる．患者自身は変わりたいと努力していても，自分の思いとは裏腹に病状の改善がみられない時間が長く続くと，看護師へいらだちや激しい攻撃を向けてくるのである．

　看護師への攻撃で気持ちがおさまることは少ない．そのようなときに患者は，どのような心境のなかにいるのだろうか，苦しみのなかにいるのだろうか，時には恐ろしい状況を体験し続けているかもしれない．だが，矢面に立った看護師は繰り返される攻撃から逃れたくなり，できればその患者の前には立ちたくないと思うだろう．この渦中にあるときには，「自分に何か足りないものがあるからこのような事態に陥っているのではないか」などと反省したり，冷静になったりすることは，なかなかできないものである．

　このようなテーマの事例検討では，看護師の仕事の過酷さを伴う経験が話される．なかにはそのような体験の少ない看護師がいて，受け止め方にズレが生じてしまうが，「たいへん」という同情だけでは事例提供者の気持ちには添えない．時にはPTSD（post-traumatic stress disorder：心的外傷後ストレス障害）になってしまう看護師もいるなどと話されると，ますます解決の方向性が得られにくく感じられることもしばしばある．そのようなときには，チームで取り組む重要性が強調される．個々の看護師への攻撃が次々と転嫁する患者，特定の看護師を攻撃する患者など攻撃性にも多様性があるので，スタッフのモチベーションを下げない取り組みを考えていくことが必要である．

〈末安民生〉

⑥ ファシリテーターの役割

　事例検討会は，司会者，ファシリテーター，記録係，参加者から成り立っている．検討の場では，それぞれが与えられた（引き受けた）役割を果たしながら参加する＊1．本稿では，ファシリテーターの役割を中心に説明する．

　院内で行われる事例検討会の場合，ファシリテーターは通常一人であるが，その役割はファシリテーターだけが担うわけではない．一つの目標に向かって参加者で取り組んでいくという点においては，参加者一人ひとりが，そのときその場でのリーダーシップを発揮していくことが理想である．よって，ファシリテーターの役割を全ての参加者が理解し，身につけていきたい．

＊1
3章「2．事例検討会の準備」(p.32) を参照．

▶▶ 事例検討におけるファシリテーターとは

　「ファシリテーター（facilitator）」とは，物事が円滑に進むように支援する「人」であり，一言で表すとグループ活動の「支援者」「促進者」である．ファシリテーターが行う支援の方法を「ファシリテーション(facilitation)」といい，その定義は，「中立的な立場でチームのプロセスを管理し，チームワークを引き出して，その成果が最大となるように支援すること」1) などとされている．

　ファシリテーターは，このファシリテーションの役割を担う存在であり，グループで協力しながら話し合ったり，学び合いの場をつくったりするときには欠かせない存在である▶1．事例検討会におけるファシリテーターは，いわば，討議の舵取り役であり，事例検討を一つのプロジェクトチームと考えればマネジャーの役割▶2もあるといえる．

　事例検討会においては，ファシリテーターも事例提供者や参加者と同様，臨床経験がある人がほとんどであるために，自分の経験に根ざした受け止め方になりやすい．そこで「中立」というより「自分の変化」に注目して，発言のバランスをとる役割が重視される．

▶1
ファシリテーターが必要とされる場は，教育現場や地域づくり，医療・福祉分野など多様である．ビジネス分野においては，会議などがある．病棟内で開催される日々のカンファレンスや各種委員会の運営などでも必要とされる．

▶2
患者をめぐるさまざまな情報をつなぎ合わせ，参加者の資質や個性を結びつけながら，患者とかかわる看護師の関係性に必要なことを導き出す役割である．

memo
カウンセリング・心理などの分野でも，ファシリテーターやファシリテーションは重要視されている．クライエント中心療法を創始したカール・ロジャーズは，集団療法（エンカウンター・グループ）を進行させる人を指して「ファシリテーター (facilitator)」とよんでいる．

❖ リーダーシップ

　ファシリテーターは，討議がスムーズに進むようリーダーシップを発揮していく．それは，指示を与えたり，先頭に立って引っ張ったりしていくような「指導的」なリーダーシップではない．事例検討では，参加者の主体性と関係性を重視し，グループの意思を尊重しながら討議を進めてい

く．つまり「話してみたい」「意見を聞いてみたい」という相互の信頼が得られることが必要である．ファシリテーターのリーダーシップは，討議の成り行きを見守りつつも，参加者の一人として討議に参加し，一緒に討議を深めていく「協働支援的」なリーダーシップである．

どのような内容から話し合いを進めていくかについては，事例提供者が事例提供をした動機や事例に対して気になったことなど，参加者の関心に沿った話題と自由な討議の流れに任せ，討議が偏りすぎていたり，話の展開が行き詰まったときに発言することにより，事例を深めたり，支援の方向性を見いだしたりする討議の過程をリードしていく．事例検討の初心者が多いときなどには，参加者のモデルとなる役割を果たしたり，司会者や記録係をフォローしたり，時には手本を示したりするなど，リーダーシップを発揮しなければならない．事例提供者が質問の答えに困ったときには，代わりに答えるのではなく，質問者の意図が正確か，今の時点でその問いが必要なのかを確認するなど，場の流れを押し戻したり，引き寄せたりする調整も行うことがある．

❖ 外面的なはたらきかけと内面的なはたらきかけ

ファシリテーターが行うはたらきかけは，2つあるといわれている[2]．一つは，目的を達成するための外面的なはたらきかけで，準備や計画，進行などである．もう一つは，内面的なはたらきかけで，参加者一人ひとりの考え方や感情の動き，参加者間の関係性などである．ファシリテーターは，討議を円滑に進めるための外面的なはたらきかけと，成果や満足感が得られるような内面的なはたらきかけを同時に行い，人と人の相互作用を促進する．この2つの要素は複雑に絡み合いながら進んでいく．その結果として，討議のまとまりや参加者の満足感が得られないことがあっても，討議の過程で得られた参加者のこころの動きを明らかにしていくことはできる．このことからも，事例検討を行うことの意味（良さ）がわかる．外面的，内面的な視点と「事例検討」という方法の大事さを考えるきっかけが得られる．

❖ 時間軸と関係軸

討議の流れには，「時間」と「関係」の2つの縦横の軸がある．ファシリテーターは，この2つの軸を支援していく．限られた時間のなかで討議が進められるよう時間管理をしつつ，参加者の関係性（相互作用）にはたらきかけながら，事例の理解を深めていくのである．行きつ戻りつをしながら，時間の経過とともに，深まっていくような討議を展開する．

また，検討の場が，時には厳しい局面になる場合もある．ファシリテーターは，和やかな時間と関係が継続できるような「場」となるように配慮

> **memo**
> 人の価値観は多様である．参加者の「人となり」は，やり取りを重ねることでみえてくるものでもある．参加者一人ひとりを注意深く観察すると，コミュニケーションの癖や物事のとらえ方，役割や社会的立場が理解できる．また，討議に向かう態度もさまざまである．それぞれが何らかの役割を担ってその場に参加していることを認識しておく．

することも必要である．

❖「場」の雰囲気をつくる

　ファシリテーターの役割は「場」の支援ともいえる．机や椅子の並び方だけではなく，室外の音や人の動きなど環境全般について気を配ることが重要である．また，「人」も「場」を形成している．参加者一人ひとりに目を向ける配慮も必要である．

▶▶ 事例検討におけるファシリテーターの必要性

　事例検討は，事例提供者から語られる事例とのかかわりを，丁寧に振り返りながら，患者理解を深め，かかわりの糸口やケアの方向性を見出す「場」である．

　討議の場は多様であり，必ずしもスムーズに行われるとは限らない．参加者は同じ目的をもっていても，それぞれ異なった背景や価値観をもっているため，時には意見がぶつかる場合がある．また，同じ話題が繰り返されたり，意見が少ないために討議が進まなかったりすることもある．一見，活発な討議が行われているようでも，偏った見方からの判断に留まっていたり，視点の広がりや深まりがないまま討議が進んでしまったりすることもある．加えて，日ごろから顔を合わせている仲間どうしであれば，話が横道にそれ，雑談で盛り上がってしまうことも少なくない．このように考えると，討議はスムーズに進まないほうが自然ともいえる．

　そもそも事例検討会の良さは，さまざまなものの見方や考え方，その根底にある思いや感情を語り合える関係性のなかで，一人では気づけなかったことを発見するところにある．なかには，生じる葛藤や困難な状況に向き合うことで新たな気づきを得られる場合もある．

　一方で，参加者は討議を進める主体者であり，いわば当事者となるため，多様なものの見方がチームワークのなかに埋もれてしまうと，客観的に今起こっていることに目を向けるのは困難になる．また，気がかりやつまずきはネガティブな発言に傾きやすくもなる．

　そこで，このような状況を見極め，道案内をしたり，軌道修正をしたりする存在（ファシリテーター）が必要になる．

▶▶ どのような人がファシリテーターになるのか

　討議はさまざまな学問の力と臨床経験の蓄積を借りて展開される．ファシリテーターは，豊かな看護経験や知識をもつ人が望ましいが，必ずしも，経験年数が長い人，また職位のある人などが適任というわけではない．求められるのは，どのような「場」の変化にも柔軟に対応できることである．そのような意味においては，年齢や経験年数，職位，看護体験は

> **point**
> 事例検討会では，多様な個性をもつ参加者と意見交換をしながら，さまざまな視点で事例を吟味し，患者の全体像を浮かび上がらせる過程における視点の転換や拡大・深化，気づきの発見が大切にされる．

さまざまでいい．

　初めてファシリテーターを担うとき，「自分にできるだろうか」と不安になったり，「どのようにすればいいのだろうか」と戸惑ったりする人も多いが，実は最初からできる人はいない．ファシリテーターの役割は，体験をとおして学ぶしかなく，実践での経験を積んだファシリテーターの力も借り，自分の感じたことや討議の経過で疑問に思ったことを振り返る体験をしていくことが上達の方法である．つまり，多様な場の経験と，自己の振り返りが重要である．

　ただし，院内で事例検討会を行う場合は，できるだけ利害関係の少ない人が担うようにする．暗黙のうちに，討議の内容に影響を与えてしまう可能性があるからである．外部講師を依頼してもよいが，難しい場合は，他の病棟スタッフか，直接事例にかかわっていないスタッフが担うようにする．実際はリーダーシップのとれる人が担う場合が多いと思われるが，そのようなときは，職位なども影響することを理解し，中立的な立場でかかわるなど，ファシリテーターの役割をより意識して行うようにする．

❖ 自分の傾向を知る

　使命感が強く，自信や信念をもって，力強くサポートしていくようなファシリテーターは，参加者にとって「何でも知っている」という印象を与え，期待感を与える．しかし一方で，価値観や進め方を押しつけてしまい，参加者の考えや意見を出させにくくすることもある．

　逆に，控えめで周囲に合わせていくようなファシリテーターは，「受け入れてもらえている」という印象を参加者に与える．しかし，自分の考えをまったく述べないなど，目立たないことで，討議の方向性を見失わせて混乱を引き起こす場合もあるので注意が必要である．なかには，意見が全て出た後に，自分の意見を述べてまとめる監督者のような姿勢で臨むファシリテーターもいるが，事例検討は参加者全員の経験が注ぎ込まれる必要があるため，このような対応は望ましくはない．よき観察者であるだけではなく，その場に参与していること，参加者がただ観察されているという思いを抱かないようにすることが必要である．したがって，たとえば，腕組みをして考え込んでいる姿は参加者からどう見えるかなど，ファシリテーターとしての自己観察を怠らないことが重要である．

　ファシリテーターはさまざまなタイプがいるが，役割を自覚することが大切である．また，自分の傾向を理解しておくのに，宮本の「事例検討会参加者の態度類型」も役立つ[*2]．

❖ ファシリテーターがめざす目標

　事例検討会では，討議の過程での「気づき」が大切にされる．討議の

[*2]
1章「3．事例検討にはさまざまな「かたち」がある!?」(p.12)を参照．

テーマはさまざまである．また，多様なものの考え方や見立てがあり，参加者一人ひとりの意見を聞くだけでも気づきの発見はある．大事なことは，より良い結論を出すのではなく，「今，ここで起きていること」に集中することである．そして，討議の過程で参加者がどのように感じたかという感情体験と，これまでの経験を振り返り見直してみることが大切である．その結果が，参加者一人ひとりや，グループの気づきとなり，討議の大きな成果となる．その結果が，個々にとってもグループにとっても大きな成果となる．よってファシリテーターは，必ずしも結論を出すことを目標にしない．また結論は一つとは限らないこと，正解を求めるものでないことも理解しておく．時間的にも内容的にも不全感が残りながら，終了となることもあるが，そのときその場での討議の成り行きが目標の到達点となる．

❖ 事象だけにとらわれないものの見方をする

ファシリテーターの役割で重要なことは，事例提供者が語る事例とのかかわりから感じられた「感じたこと」や「考えたこと」を，自ら率直に口に出すことである．これは，参加者それぞれに対しての意見や，グループのなかで行われている討議全体においても同様である．ファシリテーターは，グループの一員でありながら，討議の流れに一石を投じるような変化を起こす存在でもある．見守ったり，疑問を投げかけたりしながら，事例への思いこみを払拭し，多局面での検討や，起こっていることの意味づけの手助けをする．また，事例検討会では，どのような意見も大切に扱う．話の内容だけではなく，発言した人の思いを理解しようとすることは大切である．自分の話が聴いてもらえている，受け止められているという感覚は，安心感につながり，自然な発言や感情の表出につながる．それは同時に信頼感を築くうえでの基本となる．参加者の意見を自分の経験と重ねて聴くことによって，事象だけにとらわれないものの見方をしていく．

❖ 事例提供者にはそれぞれの思いがあることへの理解

事例提供の動機はさまざまであり，積極的に参加した人もいれば，持ち回りの順番，あるいは上司に命じられるなど渋々という人もいるだろう．取り上げた事例も，過去のもの，現在進行形のもの，自身が受け持っている患者，他の看護師が受け持っている患者など多様である．提供される事例の多くは，うまくいかなかった体験や，行き詰まりや気がかり，困難感がある出来事であり，無力感，不全感，焦り，不安，怒り，不信感など，気の重い感覚や感情で表現される．

事例提供者は，不安や緊張も抱えている．たとえば，自分の行ったことの評価をされるのではないか，できなかったことを指摘されるのではない

かと思うと不安になり緊張も増す．また，自分が気づけなかったことに気づかされることも多くある．特に自分の内面に向き合うことは，新鮮な心境になる場合もあれば，つらい心の痛みとして感じられる場合もある．

　忘れてはいけないことは，提供された事例は，問題解決に向けて思いを巡らし，さまざまなはたらきかけや取り組みがされてきたということである．事例提供者は体験した「どうしようもなさ」を，「どうにかしたい」「他に方法はないか（なかったか）」と解決の糸口を見いだせることを期待し，事例検討会に臨んでいるのである．

　ファシリテーターは，事例提供者にはそれぞれの思いがあり，時には，なかなか言葉にならないものもあることを理解するとともに，事例検討の場が終わった後も，事例提供者がその事例と向き合っていくことを忘れないようにしたい．

（高田久美）

○**文献**
1）黒田由貴子，P.Y. インターナショナル，訳．フラン・リース，著．ファシリテーター型リーダーの時代．プレジデント社；2002．p.2．
2）日本ファシリテーション協会ホームページ．https://www.faj.or.jp/modules/contents/index.php?content_id=23/．

○**参考文献**
・日本ファシリテーション協会ホームページ．https://www.faj.or.jp/modules/contents/index.php?content_id=23/．
・堀　公俊．ファシリテーション入門．日本経済新聞社；2004．
・篠田道子．多職種連携を高める　チームマネジメントの知識とスキル．医学書院；2011．
・篠田道子．チームの連携力を高めるカンファレンスの進め方．日本看護協会出版会；2010．
・外口玉子，編．精神科看護事例検討会　ゼミナール方法としての事例検討．日本看護協会出版会；1981．
・日本精神科看護技術協会，監．精神科看護の専門性をめざしてI　基礎編精神科看護の専門性をめざして　改訂版．日本精神科看護技術協会；2002．
・松下正明，総編．斉藤正彦，責任編集．臨床精神医学講座 S5　精神医療におけるチームアプローチ．中山書店；2000．
・武井麻子．「グループ」という方法．医学書院；2002．

7 事例検討会におけるファシリテーターの実際

　ファシリテーターは，司会者とは別な役割を担う．司会者には，時間の管理や参加者全体がまんべんなく発言できるような「場」の運営に配慮する役割がある．ファシリテーターは，司会者を助けながら，提供された事例について，参加者それぞれがどのように感じたかを手がかりに，事例を深く理解していくための見通しを示していく．少人数の事例検討では，ファシリテーターが司会者の役割を兼ねる場合もある．

　本稿では，事例検討会の「事例報告」以降の流れにおいて，特にファシリテーターについて解説する．

▶▶ 事例提供者の事例報告（プレゼンテーション）

　進行は司会者に委ね，事例提供者に事例報告を行ってもらう[*1]．その後，質疑応答に入る．

[*1] 3章「3．事例検討会のはじまり」（p.38）を参照．

❖ ゆったりとした気持ちで事例報告をしてもらう

　事例提供者のなかには，初めて事例報告を行う人や，発表が苦手な人，看護経験が浅い人などもいる．不安や緊張から声が小さくなったり，焦って早口になったりすることはよくある．ファシリテーターは，適度に声をかけるなどして，事例提供者がゆったりとした気持ちで，語れるように配慮する．また，自然な相づちは，語る側に安心感を与え，話しやすくするものである．

　事例提供者から語られる情報は，事例報告後の質疑応答や討議で追加されたり，整理されたりするので，事例報告の途中で確かめたいことがあっても，一通り最後まで聞く．事例報告の途中にもかかわらず，一つの話題が取り上げられ，議論に及んでしまうと，事例の概要や事例提供の動機が共有されないままに討議が進んでしまうので，そのような状況になった場合は，話を戻すように配慮する．ただし，聞こえなかったことや言葉の意味など，その場で確認しておいたほうがよいことは，尋ねるようにする．たとえば，その病棟にしかない独特な言い回しや方言，略語などである．

　話を不要に遮ることで，事例提供者の意欲が下がり，活発な意見交換ができなくなる場合もあるので，事例提供者のペースを見守るようにする．ただし，時間配分を意識し，ときには時間調整をすることも必要である．また，事例報告では，事例報告用紙に記入した時点から変化したこと，展開していること，また別のかかわりの場面が思い出され語られることもあ

る．患者のことだけではなく，患者を取り巻く周囲の状況を，時間の経過に沿って順序よく話すことは難しく，話が広がりすぎたり飛んでしまったりする場合もある．まとめる必要はないが，事例提供者が事例報告の途中で混乱したり，困ったような感じを察したときには話を止め，一呼吸おくようにうながしたり，経過を整理したりする．

　事例提供者から「どのように話せば（発表すれば）いいのか」と聞かれることもある．基本的には自由に発表してもらっていいが，初めて事例報告を行う人の場合には，発表の仕方（事例報告書に沿って話すこと，話しやすいように補足してよいことなど）をおおまかに伝えておくと，安心できる．

❖ 事例の概要をおおまかにイメージする

　事例報告の後，参加者に不明な点や確かめたいことなどを質問してもらい，事例のイメージが徐々に膨らむようにする．質問の内容は，事例への関心の向け方や理解の仕方によって違い，参加者それぞれが，自身の看護体験と重ね合わせながら聴き，それを手がかりに患者像を膨らませていくため，さまざまである．まずは，尋ねたいことをできるだけ自由に投げかけてもらうようにうながす．ファシリテーターは，参加者が質問しやすいよう，また逆に質問ばかりで話題が広がりすぎないよう工夫する．その方法の一つとして，はじめに質疑応答の時間の枠を設ける場合もある（60分の時間枠の場合は，だいたい15分程度）．状況をみながら，ときには時間調整のために質問を制限することも必要である．また，内容が偏っている場合は，ファシリテーター自らが視点の広がるような質問を投げかける．質問が出にくい場合は，具体的ではなくとも，思ったことや感じたことでも構わないと参加者に伝える．

　このように，事例提供者とのやりとりによって得られた情報をつなぎ合わせて，事例の概要をおおまかにつかみ，参加者で共有できるようにする．ある程度共有できたところで，事例提供の動機（検討のテーマ）を再確認し目的を明確にすると，特に検討の時間が少ない場合などは，重要だと思われることに絞って討議を進めることができる．

● **質問の意図を確認する**

　気をつけなければならないことには，いくつかあるが，参加者が興味本位で「根掘り葉掘り」聞くことのないようにする．質問は，わかっていることと，わからないことを明らかにして，わからないことを考えていくために行うものである．ファシリテーターは，参加者の質問の内容についても注意を払い，時には，参加者に質問の意図を確認する．

● **ケアの評価や解決策に偏らないようにする**

　参加者から投げかけられる質問や意見は，具体的なケアの方法や解決策

> **point**
> 事例検討会では，語ることで気づくことや，問われることで気づかされることがある．これは，これまでの看護体験の振り返りにもつながる．一方で，患者理解の仕方や，その場のかかわりの判断の意味が浮き彫りにされ，後悔や自責の思いに追い立てられることもある．しかし，それ以上に，新たな「気づき」の発見と，やってきたことの意味の再確認ができる期待がある．

に関することに偏りやすい．特に討議のはじまりには，このようなやりとりが多くみられる．また，事例提供者に対し，情報不足やできていないことを指摘したり，ケア方法の善し悪しの評価をしたり，自分の考えや価値観を押しつけたりするなどの発言もみられる．こうしたことは事例提供者が語るケアの「行き詰まり」やかかわりのなかでの「気がかり」な体験が，参加者のこれまでの体験とつながり，似たような患者とのかかわりで得られた経験や，成功体験，時に失敗体験などと比べたり，体験したことがなくとも，自分の身に置き換えたりすることで，「実践のなかでの知恵や工夫」が多く語られるからとも考えられる．

しかし，「こうすればよかったのに」「こうしたほうが良い」というような意見ばかりでは，患者の全体像が把握されないまま，解決策だけを羅列するようなことになってしまいかねない．また，お互いの労苦を分かち合う語らいは大切であるが「よくあること」と参加者同士で納得し合うだけでは，自己満足で終わってしまう．ファシリテーターは，行われたケアの内容に対する意見やアドバイスだけではなく，事例提供者をとおして語られた患者へのかかわりに対し，感じた自分の思いを率直に語るよううながし，患者への理解が深まるようにする*2．

● 一度に多くの質問をしないようにする

一度に多くの質問をしないように声をかけることも大切である．次々に投げかけられる質問や意見に，事例提供者が評価されたような気持ちになってしまい，その場に居ることすら苦痛になりかねない．「情報不足を責められているような気持ちになった」「苦しくなった」という感想が事例提供者からよく聞かれることも少なくないので，配慮が必要である．事例検討会は，振り返りの場であるため，一つひとつを丁寧に考える「間」は大事である．ファシリテーターは，事例提供者の様子や場の雰囲気を観察しながら，少し時間をおく（「間」をおく）などの配慮をする．

● 感じていることを自然に出せるようにサポートする

事例を深めていく過程では，情報不足や，その場で確認できないこともある．事例提供者には答えられないことや，わからないことがあっても差しつかえはなく，思い出せた情報で討議は十分行えることを伝える▶1．

必要と感じた場合は，参加者に対して質問や意見の仕方の助言を行うと同時に，事例提供者に対しても，ここまでの検討を踏まえての「今」の思いを確認するなどして，その時々での感情が自然に表現できるように声をかける．

▶▶ 討議の展開

ファシリテーターは，全員が討議に参加できるよう気を配り，それぞれがもっている知恵や力を合わせて，新たなかかわりの工夫を生み出せるよ

---

point

ファシリテーターは，参加者の主体的で自由な意見を尊重し，討議の流れを見守ることを基本として，討議自体に立ち入らないという考え方もある．しかし，事例検討ではファシリテーターも参加者の一人であり，不明なことや確かめておきたいことを質問したり，感じたことを率直に述べたりしてもよい．ただし，自分の発言が討議に影響を与えることも考慮する．

*2
4章「2．事例検討の展開」（p.81）を参照．

▶1
見えないものを見えるようにする，わからないことをわかるようにするのが事例検討であるため，情報不足という事実はあるにしても，その時点ではわからないことがあることもあり得る．

memo

思いのままに語ることで，張りつめていた緊張がふっと解け，今まで背負っていた重い気持ちが和らぐという経験ができることも事例検討会の良さである．

うな討議を展開する．

❖ 自由な発言を保障する

　ファシリテーターは，参加者の自由発言を保障する．事例検討は，参加者が抱えている重い荷物を降ろす作業でもある．安心してその場に居ることができて，自由に語れる雰囲気をつくる．

　事例検討のルールである「批判しない」ことに留意しながら，意見は最後までよく聴くようにする▶2．また，話しながら気づくこともあるので，感じたことや思ったことを口に出してもらうように伝える．看護経験の長短や立場に関係なく，自分の知らないことや，経験したことがないことでも躊躇せずに安心して尋ねられる雰囲気は大切である．上手く言葉にできなかったり，自信がないことであっても，その旨を伝えてもらい，自分の言葉で話してもらうとよい．発言しない人も，こころのなかではさまざまな思いを巡らしているものである．どのような意見でも受け入れられるということが，参加者に伝わるようにする．

▶2
自分の話を聴いてもらえている，受け止められているという感覚は，安心感につながり，参加者の自然な意見をうながす．同時に，信頼感を築くことにもなる．

❖ 多様なものの考え方と自由な感じ方を尊重する

　ファシリテーターは，和やかな討議の場をつくり，自由な意見交換を支持しつつも，困ったときにはいつでも手助けをしてくれるような安心できる存在である．討議のなかでは，ファシリテーターが主導したり，期待される方向（あるべき姿や正解を求めるような討議）に強く誘導されたりすることのないように気をつける．自由な発想のなかから新たな発見は生まれる．参加者の多様なものの考え方や感じ方を尊重しながら相互理解を高める．このような態度で討議を支えることによって，参加者の信頼感が得られ，自律的なチームワークの力を引き出すことにつながる．

　同じ目的で参加した，さまざまな背景をもつ参加者同士が，それぞれのものの見方や考え方を「良さ」としてとらえ，討議に参加できるように配慮する．事例提供者や参加者の考え方や感じ方は，意見交換しながらその意味を考えることによって，変化していくものであると認識しておくことは重要である．

● 参加者の発言が偏らないようにする

　意見が偏らないように配慮し，一つ（一人）の意見に流されないよう，他の参加者の意見も尋ねていく．ある一つの話題に集中して討議が進められている状況にあっても，時には思い切って他の見方もあるのではないかと投げかけてみるのもよい．このようなはたらきかけは，参加者が立ち止まり視点を転換する動機づけともなる．見方が変わることで，全く正反対の患者像が浮かび上がり，思いがけない新たな展開に進むこともある．

memo
ファシリテーターの役割を担いながら，立場を使い分けて述べることは難しい．ファシリテーターという立場が，参加者の受け止め方にも影響を及ぼすためである．また，意図的に思われることもある．ファシリテーターが院内スタッフである場合と外部講師である場合とでは，参加者に与える印象も違う．大切なことは，影響を与えるという認識と，できる限りの配慮（言い回しに注意するなど）である．

● **少数意見を大切に扱う**

　少数派の意見は全体の討議の流れから取り残されがちである．安易に結論が出てしまわないようにするためにも，盛り上がったときには水をさしたり，対立を極力排除したりせずに，「先程の○○さんの意見は，小さい気づきかもしれないけれど…」などと参加者の注意を喚起してもよい．異なった意見や対立的な意見も同様である．どのような発言であっても気に留め，参加者が何を感じているかについて観察する．

　進行とは関係なく，隣の席の人と話している参加者の姿にも関心を向ける．検討していることについて話している場合は声をかけ，発言の後押しをすることも必要である．

● **自分の発言が討議の流れに影響する**

　ファシリテーターの発言は，討議の流れに影響を与えることもあるので，責任が伴うことに留意する．無意識に自分の思う方向へ誘導してしまいかねないので自問する姿勢も大切である．たとえば「提供された事例についてのイメージ」である．しかし，発言時は，ファシリテーターの役割を担っていても，日ごろの立場や役割（職位），看護師として，また個人としての意見を述べることがあっても構わない．

　参加者がファシリテーターに意見を求めたり，正解を求めたりすることもある．このような場合は，すぐに応対することは避け，質問者や他の参加者に投げかけるようにする．たとえば，「あなたなら（みなさんなら），どのように考えますか」などである．ファシリテーターが必ず答えなければならないわけではなく，参加者や質問者自身に答えを考えてもらうことも重要である．

言い回しに注意する：断言することは避け，自分の看護体験や仮説を用いて提示するようにする．たとえば，「私の経験なのですが」「○○であるとしたらどうですか」などである．

発言量に留意する：ファシリテーターと事例提供者とのやりとりばかりになると，参加者が疎外感を感じ，参加の意欲が低下する．また，「任せておけば何かよい方法がみつかるのではないか」という依存的な気持ちが増し，自分の感じ方をおろそかにしてしまうことにつながるので気をつけたい．

❖ **参加者の一員として臨む**

　ファシリテーターも，参加者の一員として討議に参加する．事例検討会は，ファシリテーターにとってもさまざまな気づきを得ることができる学びと成長の機会であるので，謙虚な姿勢を大切にしなければならない．知らないことや経験がないことは参加者に聞き，「一緒に考え，ともに学ぶ」姿勢を大切にする．

---

memo
参加者が投げかける質問の内容によって，患者の理解やイメージの仕方は何通りもあると気づかされる．質問は，情報不足を指摘するものではなく，患者をよく知るための方法として行うことが大切である．

memo
複雑なことを簡単に，簡単なことを複雑に考えてみることで，深められることもある．

● 参加者と一緒に考え抜く

　すぐに意見をまとめようとしたり，折り合いをつけたりすることを優先しすぎると，せっかくの意見が省かれてしまったり，簡単にまとめられてしまったりして，理解が深まりにくい．無理にまとめようとせずに，丁寧な検討を重ねていく．お互いの意見を通い合わせ，理解し合うことで，チームとしての共通認識も生まれる．事例検討会は相互に学習できる場である．複雑だと思うようなことを単純な発想で考えたり，簡単に思えるようなことを丁寧に考えていったりすることも大切である．

❖ 多面的な討議ができるようにする

　討議の「場」は，事例の特徴や参加者の相互作用などによって変化する．どのような討議になるのかは，そのときその場で違い，決まった流れで進むわけではない．次の展開をどうするかばかりを考え，発言をこまめに整理したり，まとめたりするなど，型にはめて進めようとすると，討議に広がりがなくなるばかりか，参加者の細かい反応や変化を見過ごしてしまうので注意する．ファシリテーターは，大筋の流れを意識しつつ，自然な討議を見守りながら問いを重ね，状況に合わせて柔軟に対応することが求められる．

　どのような展開であっても，参加者のもち味が活きている発言を支え，患者やかかわる看護師の姿が多面的にみえてくるような討議ができるようにする．どの話題が話し合われているか，どのような話の展開があったかなど，内容やプロセスを把握し，整理しておくことも大切である（メモに書き留めておくなどする）．話題が広がりすぎた場合には，事例提供の動機や知りたいことに話を戻すようにする．

　事例の全体像を把握するために，事例提供者から語られる患者とのかかわりの関係性，心理面・身体面，環境など，さまざまな側面や時間経過から多面的に討議を行う．事例の全体像を把握するための方法として活用されている，宮本の「看護事例のもつ4局面」を用いて整理してもよい[*3]．

　参加者の発言の背景にある思いに関心を向け，問いを投げかけることによって気づきへと導いていくのがファシリテーターである．ときにはファシリテーター自身も，たとえば，事例のなかで気になった患者のしぐさや言葉，それに対する事例提供者の反応，そのときの判断と行ったことなど，状況が再現できるような質問を投げかけ，参加者それぞれに感想や意見を言ってもらうようにする．また，患者や事例提供者の気持ちの真意に迫る（「話したいことは何か」「なぜそのように感じ，考えるのか」「それを聞いた私はどう感じたのか」など）やりとりのプロセスを振り返り，参加者と一緒に考え，討議では言語化されなかった部分を掘り下げていく．一つの見方だけではなくて複眼的に患者の全体像をみることによって，

> memo
> 討議の過程では，参加者からの意見によって，患者とのかかわりのなかでの事例提供者の関心のあり方が見えてくることもある．事例を自分一人ではなく参加者と吟味することで，自分の傾向に気づかされる．

[*3] 1章「2. ケアを語ることの怖さと心地よさ」(p.5) を参照.

「これまでの患者像」がとらえ直され,「新たな患者像」として浮かび上がる.

❖ 患者を中心にした討議を進める

患者への理解は,患者を取り巻く全体をとおして行われる.そのことを常に意識した討議が大切である.患者とのかかわりの実際は,事例提供者の思いをとおして語られ,検討のなかでは,家族の状況や病棟の状況など,患者を取り巻く環境全般についての討議が行われる.患者にかかわるさまざまな人の思いに触れ,討議が進むうちに,話題が患者からそれてしまうことがある.家族や事例提供者の思いを察するあまりに,患者の思いを討議の中心からはずしてしまうことのないよう,ファシリテーターは,そのようなときには軌道修正し,提供された事例のテーマに戻ることを発言する.

❖「感じたこと」や「考えたこと」に焦点をあてる

事例を深めるためには,ケアの内容や起こったことだけではなく,その背景にある状況や経過など,さらにはそのときの感情を想像し,全体像を明らかにしていく必要がある.お互いの意見や事例提供者のかかわりの場面の背景にあった,「感じたこと」や「考えたこと」に焦点をあてることで,一つの事柄の理解の仕方は変わることがある.「どのように感じ,考えてのことだったか」と尋ねたり,あるいは「どのような思いがあっただろうか」と推測し考えたりすると,一見,否定的に思えるようなことであっても,肯定的な理解にとらえ直されることがある.

このように,そのときの「感じたことや」や「考えたこと」に焦点をあてると,言ったり,行ったりしたことの意味が理解でき,新たな気づきが生まれることがある.かかわりの場面を手がかりにして,「(事例提供者の)思いはどうであったか」「そのときどう思ったか」と,一つひとつ丁寧に振り返り,詳細を明らかにしていきながら,その意味を考えていくのである.

曖昧な発言に対しては,「どういうことだったのか」「どういうときに起こるのか」などと投げかけ具体的にしていく.また,「なぜそうしたのか」「なぜそう思ったか」など事実と根拠を探っていくと,かかわりの状況がみえてくる.問いかけることで,思いを引き出したり,どのような思いであったのかを気づけたりするきっかけにもなる.また参加者が,患者の発言や行動の背景に関心が向くようにはたらきかける▶3.

● 質問方法

質問方法は大きく分けて「オープン・クエスチョン(開かれた質問)」と「クローズド・クエスチョン(閉じられた質問)」がある(表1).どち

memo

かかわりのなかでの「思いはどうであったか」「そのときどう思ったか」など,事例提供者の思いが語られる(事例提供者が思いを語り出したくなる)ような問いかけを心がける.

▶3
ファシリテーターは,参加者の反応に,気がかりや戸惑いを感じたとき,それをやりすごさない.

表1 「オープン・クエスチョン」と「クローズド・クエスチョン」

オープン・クエスチョン	
特徴	・具体的な応答をうながす質問である ・話を広げたり深めたりするときに使われる ・「5W1H」を使って質問する
例	「どう思いますか」「他にどんな方法があるでしょうか」「どうしたらいいと思いますか」「なぜだと思いますか」「他の人はどう思いますか」「具体的にはどういうことですか」「たとえば,どんなことがありましたか」
クローズド・クエスチョン	
特徴	・「はい」「いいえ」で答えられる質問である ・話を絞り込んだり,ポイントを明確にしたりするときに使う ・やりすぎると尋問のようになり,閉塞感を与える
例	「○○のことですね?」「○○でいいでしょうか?」「○○しますか?」「○○したいのですね?」

らか一方だけを使っていると,話が行き詰まってしまう.話が狭くなりすぎたら,開いた質問で広げ,逆に広がりすぎたら閉じた質問で絞り込むというように,両方を使い分ける.

● 疑問を感じたら,その場で質問してもらう

「質問(発言)のタイミングがわからない(つかめない)」といったことはよく聞かれる.「(今)討議されている話題に関連した質問をしなければならない」「話題にそぐわない質問をして,討議の流れを変えてはならない」と思い,質問をしそびれている参加者もいる.また,「こんなことを言ってもいいのだろうか」と思ったり,異なった意見の場合など,自分の意見として述べることに躊躇してしまったりすることもある.気がかりなことをそのままにしておくと,討議に集中できなくなる場合もあるので,できる限り,疑問を感じたらその場で質問してもらうようにする.討議の流れは変わっても構わない(必要な話題であれば自然と,再び話題が戻る).何か話したそうにしている参加者の様子は意外とわかるものなので,よく観察し,きっかけを与えてあげるとよい.

❖ かかわりをイメージできるような質問をする

事例提供者と患者とのかかわりの状況,患者を取り巻く環境も含めた周囲との状況を具体的に説明してもらう.「患者にどのようにかかわりたいのか」をイメージできるような質問をして視点を広げる.「どのような状況だったのか」「たとえば,どのようなことがあるのか(あったのか)」「その他にどんなことあるのか(あったのか)」などである.事例提供者は,問われることで,そのときその場での状況とともに感情がよみがえってくる.そのことが,新たな気づきとなる場合もある.また,患者とのか

かわりの背景にあるそのときその場の状況が，ケアにどう影響しているかを知る手がかりともなる．

● **全体がみえてくるような質問をする**

事例が抱えている問題ばかりに目が向くと，患者の行動を否定的にとらえ解決策を考える意見に偏るばかりでなく，ネガティブな考えから討議が煮詰まり，新しい意見が出にくくなる．ファシリテーターは，参加者の発言の積み重ねで，否定的な患者像が浮かび上がってくるようなときには，意識的に肯定的な視点から質問する．

そうすることで，事例とのかかわりの見方が変わり，討議が広がるきっかけになる場合もある．たとえば，「もし○○だったとしたらどうだろうか」などの質問は，ネガティブな気持ちになっている参加者に別な視点をもってもらうきっかけになる．

❖ **ケアをとらえ直す**

また，事例とのかかわりのなかで，うまくいかなかったことや，変化がみられないことなどは，「失敗」ととらえられやすく，事例提供者自身もネガティブな自己評価をしがちである．しかし，たとえば，「本当に失敗だったのだろうか」と疑問を投げかけ，ケアをとらえ直すような討議を重ねていくうちに実際は，そのようなかかわりが変化の過程で必要なことであったり，期待しているところとは別の部分での成果につながっていたりすることに気づける場合がある．

また，繰り返し行われているケアについても同様である．同じことの繰り返しのなかにある小さな変化に気づき，続けることの意味が見いだせることもある．自分の考え方が，固定した価値観にとらわれていたこと，こだわりに気づくこともある．

❖ **発言の真意を尋ねる**

発言の根拠や，そこに至るまでの経過は意外と省略されて伝えられるものである．事例提供者や参加者の意見や反応を観察しながら，発言の根拠や，事例とのやりとりの経過も具体的に説明してもらうようにする．

● **言語化することを助ける**

意見を述べることが苦手な人や唐突に結論だけを話す人，言いたいことが上手にまとまらない人もいる．発言の意味を確認したり，説明を加えてもらうようにはたらきかけたりするだけではなく，ファシリテーターが，発言をわかりやすく言い換えたり，ときには要約したりしながら，発言者の思いが伝わるような橋渡しの役割を担う．事例や比喩を使うと，話された内容のイメージが，つかみやすくなる．

● **発言の少ない参加者を引き入れる**

　発言が少ない参加者がいる場合は，たとえば，名前を呼びかけながら発言を求めたり，同じ質問を全参加者に順番で話してもらったりする．発言がない参加者が複数いる場合は，どう思っているか問いかけてみる．たとえば，「○○さんはどう思いますか？」「まだ話していない人はどう思っておられるでしょうか？」などである．ただし，無理にうながすことはしない．

● **個々の看護経験のなかでの意見でもよいことを伝える**

　「かかわっていない患者のことだからわからない」「自分の経験ではないので判断できない」「発言に自信がない」という参加者もいる．しかし，知らない患者や経験したことがないからこそ疑問が浮かんだり，発言できたりする場合もある．参加者に対しては，ケアを提供する者どうしとして，自分の考えや，これまでの経験をもとにした質問や意見でいいことを伝える．

● **問題がどこにあるかを探る**

　討議が活発にならない理由はいくつかあげられる．事例の特徴や，その場の雰囲気，討議の内容，参加者の取り組む姿勢やファシリテーターの態度などさまざまである．ファシリテーターは，自問するとともに，どんなことが影響しているのかと考え，対応していくことも必要とされる．

　同じ人ばかりの発言が続くと，他の人が発言をするタイミングを逃してしまい，意見が出にくくなったりする．また，発言の機会が偏る原因として，参加者の職位や経験年数などが影響している場合もある．たとえば「上司の前では言いにくい」「上司の立場としては言いづらい」ということもある．また，経験の浅い人が，経験豊かな人に意見することを躊躇してしまう場合もある．ファシリテーターは，これらが原因で発言を控えているとわかった場合は，さまざまな立場からの発言により，事例への理解が深まることがあると伝え，できるだけ多くの参加者に意見を述べてもらえるようにする．

　また，事例提供者への配慮も必要である．発言がなかったり，意見交換が活発に行われなかったりしたときなどは，「自分の提供した事例が悪かったのではないか」というネガティブな気持ちに陥りやすい．討議は，そのときその場でのさまざまな要因が影響することや，参加者全体でつくりあげていくものだということを伝えるようにする．

❖ **沈黙が生じても無理に打開しない**

　討議を進めるなかで，「沈黙」が続くことがある．参加者の反応や手応えが感じられない空虚な「場」の雰囲気に不安になったり，じっと考え込むような様子から，秘められた重い「場」の空気を感じ，緊張感が高

> **memo**
> ファシリテーターは，参加者一人ひとりの気づきが，参加者のなかに重ね合わされていくプロセスを大切にする．

まったりすることもある．このようなとき参加者は，自分のケアを黙って振り返っているだけだったり，討議の進行や内容に対しての不満があったりするなど，さまざまである．

ファシリテーターは「どうにかしなければ…」と焦りやすいが，沈黙には沈黙の意味があり，意思表示の一つであると理解しておきたい．

● **待ってみる（沈黙に耐える）**

場の雰囲気に耐えられず，率先して次々と質問を投げかけてしまいたい心境にもなるが，しばらく「待ってみる」ことも大切である．あまり心配せず参加者の発言をじっと待ってもよい．

● **発言は躊躇されてもよい**

なかには，緊張して発言するきっかけがつかめないまま黙ってしまったり，意見を述べることに躊躇したりする参加者もいる．また，討議の進む速さについていけなかったり，内容が十分に理解できていなかったりする場合もある．「感じていることや，わからないことを言ってもらって構わない」と伝えてみるのもよい．参加者の気持ちを察知し，発言の後押しをすると，沈黙が打開できることもある．また，ファシリテーター自身が沈黙の状況に対して，感じたことを伝えてみるのもよい．たとえば，「空気が重たくなりましたね」など，素直な言葉を投げかけるのも一つの方法である．ただし，ファシリテーターのはたらきかけが強すぎると，参加者が受け身になってしまう場合もあるので注意する．

● **討議をいったん止める，やめる**

討議が煮詰まり，話し合いが途切れることもあるが，いったん討議を止め，休憩を入れるなどして，「場」の空気を変えるようにする．その後，まったく違う話題になり，討議の内容が変わったとしてもそれはそれでよい．煮詰まっていることに意味を強く感じても，その場で無理に突き詰めなくてよい．煮詰まってしまった話題については，討議の終わりに再度検討するか，次の事例検討会での課題として取り上げてもよい．その場ではわからなくても，後で気づけることもあるので，わからないままにして終わってよい．

❖ 討議の妨げになるような行動をできるだけなくす

時に，討議の進行を妨げる人に悩まされることがある．たとえば，積極的な姿勢で討議に参加しているものの否定的な意見が多かったり，討議に参加しなかったりする人などである．このような行動を引き起こす原因の一つとして，討議の環境への不満がある．たとえば「無視された」「納得できないままに討議が進んでいる」などがあり，「自分を認めてほしい」という思いが背景にある場合が多い．

対応としては，共通ルールをつくる，平等に発言できるようにする，発

> **memo**
> 態度については，メッセージの解読方法がかなり研究されている．たとえば，「身を乗り出すのは興味があるとき」「ふんぞり返るのは不満や批判があるとき」「腕や足を組むのは相手の意見に抵抗しようとするサイン」「顔の前で手を組むのは，交渉のときなどに使う戦闘的なポーズ」などといわれている．しかし，癖でこのような態度をとる人もいるので，必ずしもあたっているとは限らない．思い込みをしないよう，くれぐれも気をつける．

言を聴くなどがある．また，討議の場は参加者全員でつくりあげていくものでもある．討議の進行の妨げになるような行動が起こった場合には，ファシリテーター一人で解決しようとせず，「みなさんはどう思いますか？」などと参加者に問いかけ，判断や進め方をグループのなかで考えられるようにはたらきかける．グループのなかで起きたことは，できるだけそのなかで解決できるようにする．

● 非言語的メッセージを読みとる

さまざまな感情は，語りの口調や表情，態度に出る．特に，「場」の空気が重苦しく感じるときなどは，何らかの問題が起きているとも考えられる．参加者の口調や表情，態度を観察し，隠れている意識に関心を向け，できる限り表面化するように，的確な質問をして引き出さなければならない．観察点としては，口調や視線，姿勢，しぐさなどがある．これらは，相手を理解する手がかりになる．異和感を覚えたことを参加者に素直に伝えてみるのもよい．また，発言の根底にある感情にも目を向ける必要がある．言葉のもつ重みや，感情のこもり方など話し方にも関心を向けておく．

● ファシリテーターへの信頼が得られないとき

ファシリテーターへの信頼がなかなか得られない場合がある．影響している原因として，発言をうながそうとして長々と話す，討議をうまく進めようと一つひとつの意見をその都度まとめるなどがある．これらは参加者のモチベーションを低下させ，活発な意見が出にくい雰囲気をつくってしまうため，注意する必要がある．

❖ 参加者の意見や思いを通い合わせる

考え方や感じ方はそれぞれであり，受け止め方も状況によって変化する．場合によっては，一つの意見がまったく別の意味に受け止められることもある．

特に，討議のはじまりには，情報が把握しきれていないために，各々がイメージする患者像にズレが生じる．何度も言うようだが，一つの事例であっても，参加者がとらえる患者像は多様である．またそれは，個々の看護体験とも結びついている．たとえば，院内でよくみかける患者であっても，実際に話したことがない患者であれば外見からイメージしたり，勤務する病棟の入院患者であっても，かかわりの度合いによって見方は違ったりする．まして，顔すら見たことのない患者であれば，なおさらである．いくら事例提供者が丁寧に情報を伝えてくれたとしても，患者像や理解にズレが生じるのは当然である．

しかし，ズレが生じたままだと，話がかみ合わなくなり，お互いに理解し合えないまま討議が進み，不全感につながる．ファシリテーターは，お

point

異和感

宮本は，一般的な「違和感」と区別して，「人間関係において，相手の言動が予想や期待とずれることによって生じるしっくりいかない感じ」を「異和感」と位置づけた．この感覚を糸口として「異和感の対自化」という内省の技法によって，他者と対立する自己，あるいは相手から刺激を受けている自己を自覚することで，両者の人間関係，両者を取り巻く状況についての理解を深めることができ，自己一致につながるとしている．

表2 討議のズレを通い合わせていくポイント

1. 曖昧な表現や理解の相違はできるだけ具体的に話し直してもらう（「みんな」「普通は」「必ずいつも」「同じ」などの抽象的な言葉は具体的に語ってもらう）
2. 事実の前提となる事柄について感じたこと，話したいことの経過や発言のもとになることは省略せずに説明してもらう
3. 事実による説明なのか，推測で述べているのかを確かめる
4. 言葉・用語（表現）の意味合い（定義）をすり合わせる
5. お互いの立場・役割・価値観を明らかにする
6. 確認したいことはないか確認する

互いの意見を確認して理解を一致させるなどして，話をつなぐ必要がある（表2）．話がかみ合わないと感じるときは，違うレベル（言葉の定義や，お互いの立場，価値観など）で議論している場合もあるので注意する．また，時折，声をかけるなど，参加者の理解度を確かめながら進めていく．

検討を進めていくなかで，患者像は次第に共有され，その全体が一つの事例として浮かび上がってくる．ただし，必ずしも全員が一致するとは限らないため，全員が支持できないとしても，患者像やできごとの理解が，参加者のあいだでできるだけ合意できるようにしていく．

事例検討の「気づき」は，討議のなかで生じたズレをお互いが認識し，理解し合えるように話し合うことによって得られる．

● **対立している意見があれば，参加者で意見を共有する**

討議において意見の対立はしばしば起こる．しかし，避けようとするのではなく，前向きな討議になるように進行していく．対立や葛藤は悪いものではない▶4．多面的な討議の広がりや深まりをうながし，参加者に新しい気づきや発見をもたらすきっかけになる．「どちらの意見が正しいか」ではなく，「どちらも正しい（どちらとも考えられる）」という認識で討議を進める．お互いの考え方の違いを理解し合うことができるよう支援していく▶5．ファシリテーターがあえて対立した意見を投げかけ，グループのなかに葛藤を起こすこともある．話し合いを重ねることで，もっていたイメージが修正されることがある．

● **意見を少しずつ整理する**

活発な討議になればなるほど，話題は広がり，情報量の多さと討議の展開の速さに，討議の内容を見失ったり，気づきを見過ごしたり，不消化なまま進んだりすることがある．そのような場合は，討議が落ち着いたところでいったん検討を止め，意見を整理したり，今何について討議をしているかを確認したりして，参加者が共有するきっかけをつくる．

▶▶ 討議（話し合ったこと）を整理する

❖ 検討された内容や討議のプロセスを整理する

多様な意見や，討議の内容は時間の経過とともに薄れていく．活発な討

▶4
対立しないことは良いことととらえられがちだが，無関心な状況とも考えられる．

▶5 考え方の違いを理解し合うための支援
・お互いの意見はどこが違うのか
・きちんと伝わっているか
・なぜそのような考えをもったのか，その背景を知る
・相手の立場になって考える
・両方の考えや意見をしっかり聴く
・考え方や方法の違いはあるが目的は一致していることを確認する

議の後，達成感だけが残り，討議の内容やプロセスを具体的に思い出そうとしてもなかなか思い出せないことはよくある．

検討したことを整理する作業は，参加者が取り組んだ結果を明らかにする作業でもある．たんに話し合った内容をまとめるだけではなく，どのような話題や意見が出たか，どのような展開があり，その過程でどのような気づきがあったのかなどを振り返りながら，確認して整理する．そうすることで，事例の全体像を一致させ，個々やグループとしての「気づき」を共有できる．また，曖昧な点や，新たな気づきがあれば，再検討のきっかけになる．

❖ 討議したことを可視化する

話し合いだけで討議の内容のプロセスを整理するのは難しい．話し合われたことや，気づきを書き留めておくと後から振り返りやすい．ノートや，事例報告用紙に書き込む形でもよい（ただし，事例報告用紙は後で回収されるので注意）．自分がわかりやすいように書けばよいが，書くことに集中してしまうと討議に参加できないので，メモ程度の感覚がよい．箇条書きやキーワードなどでもよく，また円で囲んだり，矢印でつなげたりして図式化しておくのもよい．可視化することで，患者の全体像や討議の内容や過程が視覚的に把握でき，討議のポイントの整理，検討されていなかったことへの気づきができる．その気づきをグループに投げかけることで，さらに討議が深まることもある．討議が終わった後には，記録としても残る．

時間に余裕がある場合や，大人数で行う場合などは，模造紙やホワイトボードに書いて整理する方法がある[*4]．討議しながら全員に見える形でまとめていくので，共通の枠組みでの理解や気づきに至る経過の理解につながる．参加者全員で取り組む場合は，記録係や参加者が書き留めたメモ書きなども活用しながら整理する（表3）．気をつけておきたいことは，無理にまとめようとしないことである．何ごとにも根拠（原因）となるものはあるが，そのつながりが全て明らかになるわけではない．無理につなげようとしたり，削除したりせずに残しておく．

忘れてはならないことは，意見をまとめ，可視化することが事例検討の目的ではないという理解である．「目標」の達成だけをめざして，本来の「目的」を見失わないようにする．

表3　整理のポイント

・特に深く討議したところはどこか（討議のポイントはどこか）
・どのような意見や気づきがあったか
・重要となる部分をみつけて，要約する

[*4]
4章「3．事例検討の終わり」(p.97)を参照．

point

日々の看護体験のなかで得られたかかわりの知恵や工夫は，言語化されないまま，個人の経験のなかに埋もれてしまっていることが多い．事例検討会では，一つの事例から，個々の看護体験を想起し，事例と重ね合わせながら，感じたことや考えたこと，これまでのやってきたことを言語化することで，看護実践のなかで得られたかかわりの知恵や工夫を共有していく．

つまり，事例検討会では，専門職としての資質の向上が期待される．ファシリテーターは看護技術をつないでいく場であることを理解しておく必要がある．

表4 振り返りのポイント

・何を感じたか
・どんな気づきがあったか
・自分にとってどのような意味があるか
・何を学んだか
・今後のかかわりに応用できそうか
・やってみようと思っていること　など

▶▶ 締めくくり（終わり）

❖ 振り返り，「気づき」を次につなげる（フィードバック）

　事例検討会の締めくくりとして，事例提供者に事例検討をとおしての気づきや，事例検討会に参加しての感想などを聞く（表4）．参加者には気づいたことがあれば加えてもらう．言語化することで，自己の気づきの再確認や，参加者どうしの学びも共有できる．

　可能であれば一言ずつでも全員が発言できる機会をもつとよい（ただし，無理強いはしない）．このような機会をもつことで，討議中は発言が少なかった参加者の思いが語られる場合もある．自主的に感想を述べてもらってもよいが，順番に話してもらうと，発言を後押しすることもできる．参加者にとっては，自分を開示する一つの「場」となる．

● 気づきを実践の「場」に活かす

　支援の方向性や具体的な支援内容が，実践の場でどのように活かせそうか，できるとしたらどんなことかなどについて具体的に話してもらうと，実践的である．難しいようであれば，たんに個人の感想を述べてもらってもよい．

❖ 参加者にフィードバックする

　ファシリテーターは参加者の行動や態度を見て思ったことや，自分が感じたことなどを，できるだけ具体的に伝えるようにする．参加者の一人として，事例の学びや気づきを述べてもよい．ありのままを伝えてもよいが，次につながるよう良かったことを中心に伝えるようにする．評価や助言を加える場合は，威圧的にならないよう気をつける．

● ファシリテーターとしての振り返りをする

　フィードバックは，ファシリテーター自身の自己成長もうながす．事例検討会終了後には，討議のなかで，自分がどのようなことに気をつけてかかわったか，参加者の反応，困難をどう乗り越えたか，どのような役割が果たせたか，また事例に対しての自身の気づきや学びなどについても丁寧に振り返るようにする．メモしておいたものを見て振り返りながら，さらに整理して書き留めておくのもよい．自分のことは自分ではなかなか気づけないものなので，他者から指摘してもらえることができれば学びも大き

> point
>
> 振り返り（フィードバック）は，参加者の主体性を育み，自律的な成長をうながす．

> point
>
> 気づきを確認し合うことは，個人の成長だけではなく，看護技術の共有化をうながすことにもなる．

> point
>
> 事例検討会は，自身の日々のかかわりのあり方を振り返るきっかけになると同時に，自分の傾向を知り，視野を広げるきっかけとなる．
> 日々の積み重ねを振り返り，患者理解を深め，今できること，しなければならないことを限られた時間で討議することを日々の業務に活かせるとよい．

い.

❖ 考えながら帰路につく

　多くの気づきが得られたようであっても，振り返り，まとめる時点では，うまく整理できないことはある．それは討議を「やり残した感じ」，参加者に「受け止められなかったという不消化感」が残るときである．どのような討議を重ねたのか，事例検討の前と後では何が変化しているのかはその場でははっきりしないこともある．だが，ファシリテーターの役割は確かに果たされたのである．自分が何を感じどのように振る舞ったのか，それを参加者はどのように受け止めたのか，繰り返し考えることが次の事例検討に活かされる．

（高田久美）

○**参考文献**
- 宮本真巳．プロセスレコードの活用法．精神科看護 2010；37(5)：65-71.
- 堀　公俊．ファシリテーション入門．日本経済新聞社；2004.
- 日本ファシリテーション協会ホームページ．https://www.faj.or.jp/modules/contents/index.php?content_id=23/.
- 篠田道子．多職種連携を高める　チームマネジメントの知識とスキル．医学書院；2011.
- 篠田道子．チームの連携力を高めるカンファレンスの進め方．日本看護協会出版会；2010.
- 外口玉子，編．精神科看護事例検討　ゼミナール方法としての事例検討．日本看護協会出版会；1981.
- 日本精神科看護技術協会，監．精神科看護の専門性をめざしてⅠ　基礎編精神科看護の専門性をめざして　改訂版．日本精神科看護技術協会；2002.
- 松下正明，総編．斉藤正彦，責任編集．臨床精神医学講座 S5　精神医療におけるチームアプローチ．中山書店；2000.
- 武井麻子．「グループ」という方法．医学書院；2002.

8 事例検討会の終わり

　本稿では，事例検討会の終わりにどのような締めくくりが必要になるのかを述べる．

▶▶ 事例検討会の締めくくり

　事例検討を終えたとき参加者は，満足感を得ていたり，逆になぜかはわからないものの不完全燃焼感が残っていたりするなど，さまざまである．また，討議された事例が，日ごろ自分が担当している患者に近い場合と，臨床では出会ったことのない患者の場合とでは，同じような状況であったとしても，終了時の印象は大きく変わる．いずれの場合でも，事例提供者や準備をしてくれた関係者への感謝はしたいものである．

　討議の熱が冷めないうちに，振り返りをしておく必要がある．この振り返りは，①参加者，②主催者や司会者，ファシリテーター，記録係などの主催側によって，目的や方法が異なる．

　参加者どうしが気軽に行う振り返りでは，討議への不満や指摘したい事柄が残ることもあり，その後も事例検討が続く場合がある．これは振り返りの場ではあるものの，いわば「事後検討」であるといえる．また，事例検討会は締めくくられた後，たとえ一人になったとしても自分の内部での対話が続く場合もある．

　さらに，事例検討の経過について意見が残るだけではなく，提供された事例の患者に対して感情移入をする場合もある．「自分の病棟ならば，どのようなケアをするだろうか」「その患者と話してみたくなる」など，不思議な余韻が残るのである．これは，事例の患者によって引き起こされた新たな感情体験であり，次のケアに活かされる，意味のある出来事である．

❖ 司会者

　事例検討会の終了時，参加者に何か気がかりなことがないか確かめる．また，事例提供者や参加者に対し，参加してもらったお礼を述べる．

　事例検討会の閉会のあいさつは，司会者が行うことが多い（主催者やファシリテーターが行う場合もある）．

● 事例検討会が定期的に行われる場合

　終了時に次回の事例提供者を募り，その場で決めておくとよい．

> **column**
>
> ### ●アフター・ミーティング●
>
> 　事例検討会後，「アフター・ミーティング」を行う場合がある．アフター・ミーティングとは，事例検討会終了直後に約30〜60分ほど，振り返りの場をもつことを指す．
>
> 　アフター・ミーティングの参加者は，①事例提供者，記録係，司会者，ファシリテーター，主催者，②ファシリテーター，主催者だけで行うものの2つに分かれる．この参加者によって目的は異なる．①では事例提供者のサポートやフォロー，②では事例検討会の展開を振り返り，何を行っていたのかを吟味して今後の事例検討会に活かすことが，主な目的となる．②では，ファシリテーターを教育するためのスーパービジョンの役割をもたせることがある．精神療法の教育では，レビューとよんでいる．
>
> 　どちらの場合でも，感じたことや思ったことを自由に話せるようにする．お茶を飲みながら，くつろいだ雰囲気で行ってもよい．
>
> 　　　　　　　　　　　　　　　　　　　　　　　　（吉川陽子）

❖ 事例提供者

　事例検討会の感想をA4用紙1枚程度で記載し（表1）[*1]，できるだけ開催日から1週間以内に主催者へ提出する．

● **事例検討会が定期的に行われる場合**

　次回の事例検討会に参加する場合は，次回の事例検討会のはじめに提出した感想を読みあげる（出席しない場合は，司会者が提出された感想を報告する）．

❖ 記録係

　事例検討中にメモしていたことを，事例検討会後に記録としてA4用紙1〜3枚以内でまとめる．できるだけ開催日から1週間以内に主催者に提出する[*2]．

[*1] 記入例は4章「3．事例検討の終わり」（p.97），用紙は付録「4．事例検討会後の事例提供者の感想」（p.121）を参照．

[*2] 記入例は4章「3．事例検討の終わり」（p.97），用紙は付録「3．記録用紙」（p.120）を参照．

表1　事例提供者が記載する感想の内容

- 事例検討会を終えてどのような感想をもったのか
- 検討してほしかったことは検討されたか
- 印象に残った発言はあったか　など

❖ 主催者

　事例検討会後，開催が定期的，不定期的にかかわらず，記録係から前回の事例検討会の記録用紙，事例提供者から事例検討後の感想を受け取り，保存する[1]．できれば開催日から1週間以内に提出してもらうことが望ましい．

● 事例検討会が定期的に行われる場合

　2回目以降の開催では，前回行った事例検討会の記録用紙を印刷し，事例検討会のはじめに参加者へ配布する．

（西池絵衣子）

[1] 保存期間については，特に決まりはない．主催者側で事前に決めておくとよい．

◎ 参考文献

・宮本真巳．援助技法としてのプロセスレコード―自己一致からエンパワメントへ．精神看護出版；2003．

4章

事例検討会の展開
―模擬事例を中心に―

1 事例検討のはじまり

1〜3章をもとに実際に事例検討会を始めてみよう．本稿では，ある事例（模擬事例）をとおして事例検討の展開を解説していく．事例や参加者はあくまでも架空の設定である．まずは事例検討というものがどのようなものなのか，気軽な気持ちで読み進めてもらいたい．

> **memo**
> 本稿では，主に事例提供者とファシリテーターの視点から解説をする．

▶▶ 事例検討会の設定（当日までの準備）

今回の事例検討会は，以前から病院で事例検討会をはじめたいと思い，同僚などに相談していた看護師によって企画された．事例検討会の目的は「自己研鑽や相互学習をして実践に活かすこと」とした．定期的に月1回（時間外）開催することにし，主催者が3か月前から院内にチラシを掲示して参加者を募った．第1回目であることから，ファシリテーターはもちろん，司会者と事例提供者も事前に主催者側が依頼を行った．事例提供者には依頼する際に，「渡した事例報告用紙に，期日までに記入をしてもらうこと」「事例検討会後に感想を記入してもらうこと」を伝えた．

今回の事例（模擬事例）では，主催者が会場をセッティングし，自己紹介をするところから始める．

- **日程**：2013年4月5日（金）．
- **参加人数**：9人（院内で関心のありそうな人に呼びかけ集まってもらった，図1）．
- **場所**：院内の会議室（机と椅子が設置されている）．
- **時間**：約75分（勤務時間外）．事例検討そのものは17:30〜18:30の60分．
- **参加者**：院内のスタッフ（看護職のみ）．研修による事例検討会の参加経験者は3人，他の専門職の事例検討の参加経験者は3人いるが，経験のない人もいる．
- **形式**：フリーディスカッション．
- **提供された事例**：図2．

▶▶ 事例検討会のはじまり（イントロダクション）

❖ あいさつ，自己紹介，目的・進行などの説明，役割分担

Ⓔ では，これから事例検討会を始めたいと思います．
今日の司会をさせていただくEです．不慣れですが，よろしくお願いします．今日はSさんにファシリテーターとして参加してもらっています．

> **point**
> 事例検討に入る前の雰囲気づくりはファシリテーターが大切にしたいポイントである．司会者はファシリテーターの紹介を行う．

1. 事例検討のはじまり

```
    F       H
 (記録係)
A
         S
B            (ファシリテーター)
(主催者)
             G
C
   D      E
 (事例提供者)(司会者)   👤=男性  👤=女性
```

◎参加者

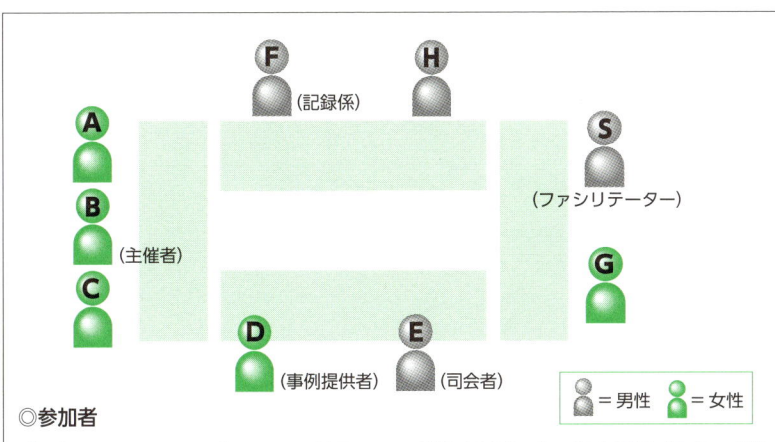

S（ファシリテーター）：ファシリテーター経験10回以上，臨床経験17年．急性期病棟，慢性期病棟，デイケア，外来などの勤務経験あり．
大学の事例検討会にも参加している．

A：臨床経験23年目．急性期病棟の師長．ものごとにめりはりをつける性格．

B（主催者）：臨床経験9年目．デイケア勤務．外部の事例検討会に積極的に参加している．

C：臨床経験20年目．病棟から地域連携室に異動．外部の事例検討会にも参加している．

D（事例提供者）：臨床経験7年目．事例提供するのは2回目．急性期病棟から，最近，療養病棟に異動．長期入院患者さんを何とかしたいと思っている．

E（司会者）：臨床経験8年目．患者さんと友達になりたいと思っている．

F（記録係）：臨床経験2年目．事例検討会には，まだあまり参加していない．

G：臨床経験20年目．患者の話をじっくり聞きながら判断する．

H：臨床経験18年目．療養病棟師長．病棟全体をみながら業務配分を行っている．

図1 ある事例における参加者と席次

　　まず，自己紹介を始めたいと思います*1．同じ病棟の方もいると思いますが，初めて顔を合わせる方いますか？
　　名前と所属部署を話してください▶1．

一同（自己紹介をそれぞれ行う）

　E　記録をする人を決めたいと思います．
　　　どなたか記録をしていただけますか？
　　　（誰からも手があがらず）

　E　Fさんやってもらえますか？　メモ程度で大丈夫です．

　F　わかりました，私がします．

　E　ありがとうございます．時間は今から55分間，17:35～18:30までです．今日はDさんに事例提供を行ってもらいます．Dさんが気になっている方がいるということなので，みんなで検討して新しい方向性が少しでもみえたらいいなと思います．事例報告用紙は，終了後回収しますので，メモは各自でとってください．

*1
3章「3．事例検討会のはじまり」(p.38) を参照．

▶1
事例検討会を継続的に開催するのであれば，参加動機を手短に話してもらってもよい．

point
事例検討会のはじまりに，進行の流れ，時間配分などを説明する．決められた枠組みがあると，安心して進められる．また，次の予定が気になる人などへの配慮にもなる．

事例検討会　報告用紙

- 事例報告用紙は個人や施設，地域を特定できる固有名詞や表現は避けてください．また，事例検討会以外には使用いたしません．
- 事例報告用紙は参加者へコピーを配布いたします．事例検討会後は回収し，シュレッダーにて破棄いたします．

Ⅰ．患者のプロフィール（入院までの生活歴，入院後の治療，看護の経過など）

年齢（　40　）歳代　　性別（㊚・女）　　かかわりの開始（　3か月前　）頃から

2人兄弟の長男，東京都内で生まれ育った．病名は統合失調症．幼少期はおとなしい子だったらしい．10歳代から警察につけられているとの言動あり．父親は会社員だったが10数年前に病死している．母親は介護施設に入所中．都内の大学に通うが，視線恐怖が出現し，3か月休んで回復するということを繰り返した．卒業後，事務系の仕事に3年ほど従事．退職し，その後は時折アルバイトをしていた．20歳代後半にイライラ感が強くなり，初回入院（半年間）となった．その後も数年，外来通院するが改善せず，他病院にさらに半年入院．以後，クリニックに10年間断続的に通っていた．30歳代後半に外出ができなくなり（注察妄想），自ら希望し入院となった．3か月後退院し，クリニックに通院．40歳代前半から不安・イライラ感が強くなり，じっとしていられない状態が続くようになる．服薬は不規則で自己判断で飲むことが多くあり，3回目の入院（3か月間弱）となる．入院中はソワソワ感を訴えるためハロペリドール（リントン®）を減量し，症状は消失．被害妄想（他人に笑われるなど）は認めるが，希望し退院となる．40歳代半ばごろからイライラ感が強まり，「全身のイライラが強い」と落ち着かず入院となった．入院時より不安・焦燥感の訴えが強く，薬をリントン®からオランザピン（ジプレキサ®）にシフト．徐々に安定傾向になり外泊を試みた後，退院となる．怠薬を機に，数回監視カメラを壊す，マンションの2階からものを投げる，壁を蹴破るなどの行為がみられ，幻覚妄想状態のため急性期病棟に入院し，現在，療養病棟で治療中である．

Ⅱ．事例提供の動機（なぜこの事例を選んだのか，何を話し合いたいかなど）

退院したいという気持ちがあるものの，家族の協力が得られず，閉鎖病棟にいて対人恐怖があり，意欲の低下がみられ臥床がち．患者さんの漠然とした不安にどのような援助ができるのか考えたい．

Ⅲ．問題と感じている出来事と今後の見通し（援助をめぐって感じている困難感や行き詰まり，患者やスタッフの言動に異和感を覚えた気がかりな場面など．プロセスレコードなどの添付も可）

主治医は家族の心配を汲み，任意入院にもかかわらず単独での院内・院外の外出は認めていない．スタッフが声をかけると院内の散歩には行くが，スタッフも忙しく毎日かかわる時間を確保することができない．本人も「スタッフは忙しいからいいです」と遠慮しており，日中も臥床している．現在は外出・外泊の準備を行っているが，弟は忙しく日程の調整が難しい．社会資源サービスの導入は過去に一度も検討されたことがない．

Ⅳ．患者をめぐる病棟の状況（隔離室の有無，他の病棟との連携，スタッフの配置数など）

男女混合閉鎖病棟：60床．プライマリーナーシング．日勤：看護師5人．隔離室3床．食事介助・車椅子介助などを要する人もいる．

Ⅴ．もし，この事例のかかわりにタイトルをつけるとしたら？

漠然とした不安を抱える患者へのかかわり．

記載日　2013年　3月　15日
所属施設/所属部署（療養病棟）　氏名（　　　D　　　）
事例提出締切日　2013年　3月　20日

図2　事例報告用紙
（日本精神科看護協会研修会資料を使用して記入）

1. 事例検討のはじまり

❖ **事例報告**

E では，Dさん，事例の紹介をお願いします．用紙を見ながらで結構です．

D よろしくお願いします．

　○○さん，47歳▶2，男性の方です．病名は統合失調症．弟さんがいらっしゃいます．30歳代後半以降は外出ができなくなって，自ら希望して入院されています．そのときは人格障害圏の診断もついています．40歳からは不安・イライラ感などがあり，服薬は不規則で，自己判断などで調子のいいときに飲んだりしていたようです．

　今回の入院エピソードとしては，自宅マンションの監視カメラを壊したり，住んでいるマンションの2階からものを投げたりするなどの行動もあって，急性期病棟に入院となっています．今，入院してから8か月経過したところで，療養病棟に転棟して，5か月が経っています．

　患者さんは退院したいという気持ちが強いんですけれども，お母さんが介護施設に入所して面会などにもまったく来れない．キーパーソンの弟さんも，サラリーマンということで，面会や話し合いになかなか来れず，家族の協力が得られていない状況です．で，療養の閉鎖病棟に任意入院しているんですけど，行動制限がある．自分からはあんまり何もする気にならず，意欲低下もみられている．日中は，ほとんどベッド上で臥床しているような生活が続いています．この事例を提供した動機*3としては，この患者さんの「漠然とした不安にどのような援助ができるか」を考えたいと思ったからです．

　問題と感じている出来事と行動としては，今までの行動もあって家族もそんなに協力ができる状態ではなく，行動制限を緩和してほしいという希望もなくって，そういう意味から任意入院であっても，ずっと閉鎖病棟のなかで過ごしている感じなことです．一人での院外・院内の外出は認められていません．スタッフが声をかけると，院内の散歩には行くんですけれども，スタッフも忙しくて．毎日1対1の時間を確保することもできなくって，本人も「別にいいです」っていうような状況です．

　この事例のかかわりにタイトルをつけるとしたら*4，「漠然とした不安を抱える患者へのかかわり」，ということにしました．以上です．

E はい．ありがとうございます．えー，それでは患者さんのイメージを膨らませるために，いろいろ質問をしていただけたらなあと思います．どうぞよろしくお願いします．

　まず，はじめに司会者は事例提供者（Dさん）に事例報告をしてもらった．全員が事例報告用紙をもっているため，用紙を見ながら報告してもらってもよいことを伝えた．

（末安民生，西池絵衣子）

📔 **point**
ファシリテーターは，事例提供者にゆったりとした気持ちで事例報告をしてもらう*2．

*2
3章「7．事例検討会におけるファシリテーターの実際」（p.56）を参照．

▶2
事例報告のときには正確な年齢を伝える．たとえば，同じ20歳代でも，21歳と29歳では，時代背景も社会経験も違う．

*3
2章「1．事例の選び方」（p.18）を参照．

*4
2章「2．事例報告用紙のまとめ方」（p.23）を参照．

📔 **point**
カンファレンスとは異なり，短時間で結論を出すものではないことを共有しておくのもよい．

column

●事例検討にはさまざまなスタイルがある●

　事例検討会には，さまざまなスタイルがあることを本書では述べてきた．筆者は今まで，さまざまな場所で開催された事例検討会に参加してきたが，開催される場所によっても事例検討会に特色が出ると感じている．たとえば，大学が主催する事例検討会では，主催者の目的によって，方法や参加者が異なる．ただし，事例検討会の特色は，参加者によって変化するものである．同じ主催者の事例検討会であっても，そのときの参加者やファシリテーターによって雰囲気は変わる．

　そのため，初めて参加する人は，まずは，どこかで開催されている事例検討会に参加してみてどっぷり事例検討の世界に浸かってもらいたい．そうすれば，何かを感じ，何か一つでも得られると思う．自分がどのような事例検討会を好ましく感じるのか，そのようなことを考えながら参加できるのも，また事例検討の魅力である．

〈西池絵衣子〉

2 事例検討の展開

▶▶ 患者はどのような人なのか

- Ⓖ この患者さんってどんな人ですか？ 身長とか体重とか．
- Ⓓ えーと175cmくらいで体重は75kgぐらい，けっこう体格はいい．身長も高いですね．陽性症状が強いときには，すごく怖い感じがあるそうです．
- Ⓢ Dさんは陽性症状があるときを知っているの？
- Ⓓ いいえ，私は知りません．病棟スタッフもみんな知りません．
- Ⓢ 今の病棟では落ち着いているの？
- Ⓓ はい．非常に穏やかで，買い物もしっかりできるし，むしろ意欲低下というか，陰性症状のほうが強く出ているような感じでした．

　事例報告後は，参加者が患者の全体像をイメージするために，事例提供者に質問をする．司会者とファシリテーターは，参加者から質問が出なければ，質問が出やすくなるように，最初に質問をするとよい．また，司会者とファシリテーターも参加者の一人であることを忘れずに質問をする．

point
参加者やファシリテーターは，事例提供者がどのような人なのか患者とのかかわりのなかからイメージする．

▶▶ 患者と家族の関係・暮らし方を知る

- Ⓗ 今回の入院は，最初から任意入院ですか？ 医療保護入院してから，任意入院に替わったということですか？
- Ⓓ はい．閉鎖病棟に今いますけど，療養病棟に移ってからは，任意入院に切り替わっています．
- Ⓗ 転棟時の家族への説明って，どんな感じでした？
- Ⓓ 一応，閉鎖環境に移ることはお伝えして，そのときに「今後，退院に向けて外出・外泊をしていきましょう．協力をお願いします」と伝えた，と聞いています．
- Ⓗ それに関しては了解でしたか？
- Ⓓ そうだと思います★1．
- Ⓢ それが最初のタイミングって感じ？
- Ⓗ タイミング？
- Ⓢ 退院への道筋をつけるタイミングの一つだったのかな？
- Ⓓ そうですね．
- Ⓗ 最初のエピソードを聞いたときに医療保護入院だったのだろうなと想像

point
患者の印象やイメージなどを質問すると事例提供者は，より具体的に伝えようと，身振り手振りで説明をすることがある．これらの言葉ではない情報によっても，参加者は患者像や過去の出来事を想像しやすくなる．事例提供者も自分のみていた患者ではない患者像がみえたり，質問を受けることで「患者の身になる体験」をしたりして，患者の気持により近づくことが可能になる．

Ⓓ 事例提供者（Dさん）の感じていること

★1 そういえば，了解したとは聞いていたけど，家族の様子や気持ちは聞いていなかった．

できた．家族の協力が得られないってことだけど，どういう説明をしたのかなと思って．転棟時，閉鎖病棟に入る条件をつけて，勝手に外に出られないから任意入院でもいいですよという形になったのか，気になったので．本人も家族もどう受け止めたのか…．
- D あ，家族の受け止めや本人への確認はできていないんです★2．
- S たまたま任意入院で入院が長期化して，たまたまそこが閉鎖病棟だったっていうことなのかな？ この患者さんの入院環境として最善の選択だったのかどうか．

参加者の関心は，入院の説明が患者と家族にどのように行われたのか，家族の協力はどのように得られたのかに集まり，話題の中心となる．

▶▶ 患者の日常の生活を知る

- A 患者さんに対するDさん以外のスタッフのかかわりの程度を知りたいのだけれど．いつ，どんな言葉をかけているのか．スタッフの意欲も知りたい．陰性症状が出てるし，問題行動もないから，臥床しておけばいいやというくらいの程度なのか，何とかしてあげたいと思っているのか．
- D はい．全体的には前者ですね．あんまり手もかからないし，本人が何も言ってこなかったら何もしなくていいという感じ★3．
- S ナースステーションから遠い部屋にいるんだ？
- D そうですね．4人部屋です．
- S 今は何か訴えてくることがあるの？
- D ああ，全くないですね．ただこの患者さん，薬を飲む時間を忘れちゃうんですね．そのとき，スタッフが呼びに行くというか「薬の時間ですよ」って言うぐらい．
- C 自己管理ですか？
- D 自己管理です．
- S 自己管理だけど確かめに行くわけ？
- D そうです．
- S 毛布をかぶってる？■1
- D あー，そうです，そうです．布団をかぶって横になっているんです．
- S 頭から？■2
- D 布団から，顔は出ています．
- S 顔は出ている．どういうふうに顔が出ているの？ どこの部分が出ているの？
- D 上を向いている感じですかね？
- S 目，開いてるの？

事例提供者（Dさん）の感じていること

★2 転棟してくる患者さんの情報収集はサマリーだけになりがちで，本人の強い訴えがないと埋没しがちになる．この患者さんもそうだった．

★3 私自身が悩んでいたことだ．

ファシリテーター（Sさん）の感じていること

■1 患者の日常の様子，症状についての観察ポイントを確かめている．

■2 患者の姿を詳しく聞くことは，患者の気持ちの推測につながる．

- D 目，開いてます．
- S 寝てないじゃん．
- D あ…■3，★4
- S 横になっているの？
- D 横になっています．
- S 何か考えていると思う？■4
- D 本人曰く，やっぱりその，「人としゃべるのが怖い」とか，「狙われてる感じがする」とか…．
- S あ，それはまだ言っているんだね．
- D 言っていましたね．
- S ある意味，陽性症状が続いているんだね．手はどうなっているの？ 布団の端をつかんでいる感じ？■5
- D やってないです．
- S 体は横になっているけどリアクションはいつでもできる．
- D 「起きてしゃべりましょう」と言うと，ちゃんと起きてくれます．

「あまりスタッフは患者とかかわっていないのか？」「スタッフの患者に対する関心度がどうか？」という参加者の投げかけから，患者の観察が十分なのか，患者にはどのような精神症状があるのかを参加者全員で確認していく．事例提供者が患者の陰性症状としてみていたことについて，「陽性症状が残存しているという見方もできる」という意見も出る．事例提供者は，質問を受けることで「十分観察できていたのか？ 覚えていないことがある」と，はっとさせられる．また，ファシリテーターの質問で，実は「患者さんは横になっていても眠っておらず，この患者さんは何かを待っている可能性」が出てきた．

▶▶ 入院までの経過と現状

- H お母さんは，この先ずっと入所したままですかね？
- D はい，弟さんはそう思っているみたいです．だから，自分が患者さんの面倒をみる，お金の面では年金で生活するということで，やってみるというのが多分，今回の目標です．自宅への退院と弟さんの援助というところです．
- H 患者さんは，キーパーソンが弟さんに変わったことと，お母さんと連絡が取れないっていうことをどうとらえていますか？
- D 「迷惑をかけたから」とは言っています．「弟さんに迷惑をかけるから，自分は外出とか外泊とかしたいけれど，自分からは言えない」って．だ

ファシリテーター（Sさん）の感じていること

- ■3 事例提供者は，質問によって患者の姿を思い出そうとしている．
- ■4 毎日，観察していて横になっているということは把握していても，どういう状態であったのかは把握していないのでは…．
- ■5 どうやったか覚えていないんだ．

事例提供者（Dさん）の感じていること

- ★4 確かに…，どうだったかな…．いつも起きてはいるけど，横になっていたな．

point

ファシリテーターは，事例提供者や参加者の感じていることが自然に引き出せるようなサポートをする．

G　から，弟からいつ来ていいよとか，いつ行こうとか，言われるのを待ってるしかない，という感じです．■6

G　怠薬してマンションでいろいろ迷惑行為があったことを，本人は今どうとらえていますか？

D　自分はそんなことはしてないと思っているけれど，連れてこられたっていう感じです．

G　連れてこられた？■7

D　はい．精神病という告知はされていないらしいですけど，聞いている内容と本人が言っている内容は一致しないというか，自分は治療の目的で病院にいるわけではないし，精神病かもしれないけど，薬を飲まなきゃいけないとは思っていないという感じです．退院後に服薬自己管理ができるように，薬の1日渡しをやっても，あんまり自分から飲みにくることはないです．

G　患者さんのしんどさって，狙われてるとか，つけられてるとか，そう思うことが，薬を飲んでもあまり変わらないという感じですか？

D　薬のことはすごく敏感に言うんですよね．だから相当，調整が入っていて．アカシジアもすごく出るというか，「ムズムズしていて，イライラする」と，よく言っていましたね．

患者の家族関係，特にキーパーソンとの距離が話された．母親の不在が続いた場合，患者の身の振り方に対する参加者の関心が感じられた．同時に，入院に至る経過と，そのあいだの一連の出来事を患者がどのように受け止めているのかが話されて，事例提供者から患者の治療に対する敏感さも説明された．特に，入院していることを患者がどのように受け止めているかを知ることは，かかわり方の方向性を検討する際に重要というだけではなく，患者の現在の気持ちを理解することにもなる．

▶▶患者の情報をもとに日常をより掘り下げてみると…

F　話せるときは，どんなことを話されるのですか？

D　「家に帰って，どういうことをしたいですか？」とかです．一人暮らしで退院に向けての話をしたときに，ごはんをどうしようかという話をしたら，「自分で作りたい」と話されていました．ただ，自分でどういうものを作ったらいいのか，お母さんがいなくなってわからないということでした．私が担当になって一緒にメニュー表というか，レシピを作ってみました■8．

S　そもそも，料理を作ったことがあるの？

D　作っていたそうですよ，自宅では．

ファシリテーター（Sさん）の感じていること

■6　患者の弟への配慮がわかった．
■7　患者の希望と入院の目的を確かめる．
■8　Dさん（事例提供者）は患者さんの生活力に気づいている．

memo

事例提供者が精神疾患と言わずに精神病と言っているのは，患者本人がそう言っているのをそのまま使っている．

point

ファシリテーターも参加者の一員として臨む．

S	ああ，そう．どんなものを作っていたのか知っている？
D	え？　まあ，教えてくれたのはオムライスとか簡単なものでしたね．
S	オムライスって難しいよ．少なくとも僕には…．
一同	（笑う）
S	あれっ？　自分が基準になってない？ ■9
一同	（笑う）
D	一品料理で足りるというか，一品料理を作っている感じでした．うん，そうですね★5．
S	お母さんがいるときからかな？
D	お母さんがいるときから．患者さんは外出が怖いから，買い物はお母さんが行ってくれていたそうです．
S	買い物はお母さんが行って，料理は患者さん本人が作っていた．
A	お母さんはなぜ介護施設に入っちゃったんですか？◆1
D	最後はすごく患者さんの具合が悪くなって，怯えるようにして弟宅に行っていたようですけど，詳細はわからないんです．でも，弟も母親と一緒に住めないというのがあって，介護施設に入所されたということです■10．
S	認知症じゃなくて，老衰？
A	介護度が高くなったとか，そういうことではなくて？
D	はい，避難的な目的です．
A	え？　別居するため？
D	はい，離れるための避難です．
S	ああ，避難かあ．この家族の困った状態を助けるために介入する人がいなかったのかな？■11
D	はい．そうだと思います．
S	患者さんの症状悪化を助けられる人や公的な支援はなかったんだな．
D	んんー．
S	でも家族が暴力を振るわれていたという情報はないわけだよね．
D	はい，そうですね．今回のときはなかったです．
S	監視カメラを壊すとか，2階からものを投げるとか，お母さんが抑えたときに，暴力を振るう可能性はあるのにね．誰が入院を決めたのだろう？
D	その情報はないんです．入院に至るときの関係者の動きとか．今度，弟さんが来たら聞いてみますので．

ファシリテーター（Sさん）の感じていること

- ■9 さりげなく，事例提供者自身のものさしで患者をみていることを指摘した．
- ■10 母親が支えだったとすると，その母親の不在が本人に与えた影響は？
- ■11 孤立化した家族の姿が浮き彫りになった．

事例提供者（Dさん）の感じていること

★5 確かに…，自分が基準になっている．

参加者（Aさん）の感じていること

◆1 キーパーソンの母親が不在になったことの影響を確かめたい．

point

精神科では家族が避難する対応はめずらしくない．しかし，その意味はそれぞれの家族によって違う．

　これまでの検討経過から，入院前の日常生活について確かめる．事例提供者は，ファシリテーターからさりげなく「事例提供者が自身のものさしで患者をみている」ことを指摘され，参加者から笑われたことは少々嫌な気持ちになったものの，はっと気づく機会になった．

▶▶ 事例提供の動機の展開に戻す

Ⓑ 一方から見ると，無為で自閉だと思いますけども，うつ的な感じもするというか．現実検討能力はあると思いますが，陽性症状と陰性症状って，言葉で表せるのかよくわからないんです．人格障害圏の人って，なかなか薬が効かないですし，かかわりも難しいでしょ．母親が介護施設にいる，かつキーパーソンが弟に変わったということがわかっているとしたら，ちょっとうつ的な反応ともとらえたほうがいいのか，無為自閉という言葉がしっくりくるのか，どちらなのかな？　って迷います．

Ⓢ なるほどね．ところで，前の話に戻るけども，ベッド上で臥床しているけど寝てないんでしょ？

Ⓓ 寝てないですね．うーん，見に行って声をかけている限りでは．

Ⓢ Dさんが声をかけたら必ず反応■12するの？

Ⓓ はい．必ず反応します．

Ⓢ 何人部屋？

Ⓓ 4人部屋．

Ⓢ 4人部屋．他の人との交流は特にないわけ？

Ⓓ 見ている限りは一切ないです．

Ⓢ 一切ない．でも，声をかければ必ず応じてくれる？

Ⓓ はい．

Ⓢ すぐに？

Ⓓ はい．速攻，すぐですね．

Ⓢ だけど，向こうから何か話し出したり，会話したりはない？

Ⓓ ないですね．ベースに対人恐怖というか，しゃべると怖いというか，何か言われる感じがするとかがあるって印象です．

Ⓢ そうしたら病像としては，入院時と変わってないんじゃないの？■13

Ⓓ うーん，そうですね，そうだと思います★6．

Ⓢ 軽減していない感じ？

Ⓓ 怖いところはなくなりましたけれども．

Ⓢ 行動化を伴うような強い監視，コントロール感みたいなものは消失しているかもしれないけど，後は変わってないとすると，患者さんにとって，この入院期間にはどんな意味があるのだろうね．次の目標をもてるかな？

　話が「病的な見立て」に流れ，参加者が引き気味だったため，ファシリテーターは事例提供の動機に話を戻した．「入院時と同じ状態だとしたら，この入院を患者はどのようにとらえているのか」という投げかけを行った．

---

point
質問が広がりすぎたり，事例提供の動機からはずれていったりしたときは，引き戻すのがファシリテーターの役割である．

ファシリテーター(Sさん)の感じていること

■12 横になっているけれども寝ていない．「何か」に対して，「怖い」「怯えている」などの症状が不安定なことによる反応なのか，それとも声をかけられるのを待っているためなのか．

■13 事例提供者の問いかけにはすぐに反応していたようである．「何か」を待っていたのかもしれない．「日勤のときに散歩に誘うと必ず出かけた」「一緒に出かけられた」「行動がともにできた」などは，患者の回復を助けることにつながったのではないか．

事例提供者(Dさん)の感じていること

★6 入院時は行動化が伴う陽性症状だけで，それは消失したけれど，言われてみたら対人恐怖は今もまだ症状としてはあるな…．

▶▶ 患者のセルフケアに目を向ける

S 服薬が不規則で自己判断で多く飲むということもあるんだから,「今日は具合が悪いぞ」と思ったら,多く飲んでいたんじゃないのかな？ 調整してたんでしょ,多分.自分の生活パターンがあるんじゃないの？ 病気に対する防衛策というか,この患者なりのセルフケアというか.

D うーん,そうですねー.

S だとしたら,この患者さんなりの健康な面があるのだとしたら,今の生活のなかで,健康そうなところがもっとキャッチできれば,ねぇ？ 薬の時間を忘れるっていうのも,入院しているので生活のリズムがあまりないから自覚が乏しいのか,今はちょっと調子が良いから飲まなくてもいいという判断がはたらいているのか.

D 日時,時間の感覚がないんじゃないかと思います.

S 時間の感覚がない？

D 時計を持っていないんです.部屋にもないし.

S 病棟に,そういう患者さん他にもいるでしょ？「時間軸がずれる」じゃなくて,何て表現したらよいか,生活と活動の関係が曖昧になるというか.はっと気づいたら夕方みたいな.そういう人たちの時間軸ができるようなことってないかな？ 時間軸といっても1日24時間だけじゃなくて,週の時間軸とかも必要だよね,何曜日だと何をするっていう.こういう臥床がちの人を作業療法に参加させるっていうことはないの？ 作業療法に行く人は,またそういうタイプがあるのかな？

D この患者さんは選ばれていなかったですね★7.

一同 （笑う）

S でも,何でだろう？ 選ばれていない理由はわかる？

D うーん,対人恐怖があるからですかね？

S 本人が怖いって言ったの？ それか本人が「いいです」って断ったかだね.

D 誘われても「いいです」と断りそうですけど,わからないです.

S 主治医は,患者さんのパターンをどんなふうに把握しているのかな.一般的な薬の調整をして,だんだん症状が消退したらこのへんで退院かなと目安をつける.あるいは,退院できなければ長くいるという位置づけをしていたのかな.患者さんが作業療法に誘われても断っていたとしたら,消極的なのではなく「断る」という意志があるともいえるよね.

D 主治医にとっては,あまり気にとめていない患者さんではないかと思います★8.

一同 （苦笑）

患者の現在の入院生活の様子を確かめるとともに,今の患者の生活パ

---

point
ファシリテーターは,全体がみえてくるような質問をする.

D 事例提供者(Dさん)の感じていること

★7 そういえば,一度は検討されていたな.でも続かなくて,積極的に勧めなくなっていった気がする.

★8 確かに「断る」意志があったとも考えられるな.でも,主治医をはじめとする病棟スタッフがこの患者さんに対して,あまり関心がなかったような気がする.

ターンが入院後にできたものなのか，入院前からなのかを確認する質問があった．どこまで入院前の生活と現在（入院後）の生活を比較できるのかということも，ケアプランを考えるときには必要な情報である．

他の入院患者と一緒にできることはないのか，主治医が患者の治療プログラムをどのように立てようとしているのかなどの確認が進むうちに，次第に主治医の患者への関心の寄せ方にまで言及がなされた．

▶▶ 参加者が経験を語り合う―業務分担ではできないこと

- Ⓓ 患者さんが，自分の言いたいこと，聞いてもらいたいことを，スタッフに言えていたのかなと考えると，言えていないのかなって思います．ただ，病状というか，気分の浮き沈みはすごくあっただろうと思います．イライラしたり，逆に沈んだりしたときは，死にたいくらい気持ちのコントロールが難しかったんじゃないかなあ．
- Ⓒ イライラしているときは，どんな感じになるのですか？ この患者さんのマックスのイライラの表現とか．今の生活状況をみると，想像ができないのだけど．威嚇してお母さんが一緒に住めなくなるような，避難するくらい，イライラしているのって，どんな感じなんだろうって．
- Ⓓ ものにすごく当たるみたいです．それに周りが一番恐怖を感じていたんだと思います．口調が荒くなるから，対応していても怖くなるって…．ただ，なぜか人に対する暴力は出なかったと思います★9．
- Ⓒ 今回の入院では，そういうことが調整できているということですか？
- Ⓓ はい．一応，薬を調整して，今は病状がコントロールされて，威嚇するような態度はまったくないですね．
- Ⓗ でもね，そういう見立てがあるにしても…．私は療養病棟にいて，日勤は4～5人態勢で，丁寧に患者さんをみるのはたいへんです．言い訳になるけど，今の体制では看護師一人が患者30人を観察して記録も書いている．丁寧にみるのは本当に難しい．日本全国で同じ状況じゃないですか．患者さんの調子が良いのか悪いのか，たぶんそこだけに関心をもっている．

  さっきも言っていたように，この患者さんのように目立たない人，ナースステーションから遠い部屋にいるような人は，服薬のことは注目しているのかもしれないけれども，それ以外の関心はまず湧かないかな．だから，あまり注目されないはず★10．
- Ⓢ そういう患者さんに対しては師長として，どう考えているの？
- Ⓗ スタッフ全体の関心の薄いところは，もう一回掘り起こすというか，そこで投げかけるという形をとります．ナースステーションから部屋が遠い人や静かに過ごしている人に対して，受け持ち看護師やリーダーなど

---

point
ファシリテーターは，参加者に個々の看護経験のなかでの意見でもよいことを伝える．

Ⓓ 事例提供者（Dさん）の感じていること

★9 私もあまりどんな感じかわからない．少なくとも，今は怖さを感じないし．

★10 私もそう思う．急性期病棟と比べて圧倒的に看護師の数が少ないし，介護度も高い．

point
ファシリテーターは，多面的な討議ができるようにする．

- ㉂ に，どうなっているの？ と話したりもします．だけど，現実には訴えてこない人は流れていっちゃうんですよね．
- Ⓢ いつの間にか時間が流れていっちゃうよね．
- Ⓗ 訴える患者さんに関心が集中したり，ましてや身体ケアをしなくてはならない患者さんがけっこう増えたりすると，身の回りのことが自分でできる患者さんはありがたいって言ったらおかしいけれども，そういう感じになっちゃう．
- Ⓑ 私のいるデイケアでも，人格障害圏に近い人がいる．デイケアって人格障害圏が多くて．その人たちは悪くなるとき，すごく悪くなる．それまではデイケアでも比較的馴染めているのに．本人もどこかで病識を自覚しているので，コントロールできる．だから，病棟と同じようにデイケアのなかで埋もれてしまう．それで，埋もれそうな人にはカウンセリングを導入している．人格障害圏とか統合失調症圏とかの人はあんまりカウンセリングって向かないという話もありますけど，でも一定の不安が高まると，この患者さんとは逆に，どうしても行動化するのでコントロールしなくてはならないです．大学を卒業した同じような状況の患者さんが3人くらいいて，カウンセリングをしたり，時間を意図的に設けて話したりしています．「今どういう状況ですか」って聞かなくてもいいように時間を設けることにしたんです．
- Ⓓ カウンセリングは毎日ですか？
- Ⓑ 週1回だったり，悪いときは週2回だったり．ひどい人はあえてカウンセリングをする．似ている状況の患者さん3人のうち，一人の女性の患者さんはカウンセリングをして，男性2人の患者さんはデイケアのスタッフが話をするなど，患者さんの症状によって変えています．また，デイケアのなかのカウンセリングルームというか，面接室ですけど，そこを使うのが嫌という患者さんにはカウンセリングとしては行わない．その患者さんに応じたやり方をすると比較的効果がある．守られた空間じゃないと，話せないという患者さんもいるけど．
- Ⓓ 確かに，散歩など誰もいないところで1対1，2人きりで話したりすると，いろいろな話，今思っていることを話してくれます★11．
- Ⓑ デイケアには3～4人いますね．対人恐怖があるっていう，大学時代に発症した人が．
- Ⓢ グループのなかに入れる人というのは，他の患者さんと何が違うの？■14 デイケアなどの「場」に誘導すると，見に行っても，その後，行かなくなる人もいる．患者さんが参加したいという気持ちになること，いわば「つなぎとめられるもの」は何だろう．患者さんが安心して他の患者さんやスタッフと一緒にいられる条件は何なの？

---

point
ファシリテーターは，ケアをとらえ直すような討議を行う．

Ⓓ 事例提供者（Dさん）の感じていること

★11 守られた空間…．2人でいるときは病棟では見せない表情だったな．笑顔も多かったし．

Ⓢ ファシリテーター（Sさん）の感じていること

■14 動機に戻りながら，個別ケアの限界とグループの活用の方向性を確かめている．

見過ごされがちな患者がいる現実は，なかなか変わらない．また，デイケアで勤務している参加者（Bさん）から，症状は異なるものの，個別のケアの経験の共有，新しい試みが伝えられた．そのなかで，事例提供者自身も，実は「個別のケア」を業務のなかで行っていることがみえてきた．そこで，ファシリテーターから「人なのか，場なのか，方法なのか？ 患者が安心して他の患者やスタッフと一緒にいられる条件は何なのか？」という疑問が投げかけられた．

▶▶治療の場について考える

Ⓑ 「ちょっと入院」というのと，「家から通えるデイケア」というのとは，場の存在として大きな違いがある．デイケアでは，一番最初に動機づけや治療契約を結ぶ．「これくらい来てくださいね」「こういうところが問題なのでここに紹介されたんですよ」など，問題点を言う．自分に必要な場として提供したら，そこに来ないといけないということがはっきりする．

Ⓢ でも，本来，入院するときでも同じはず．

Ⓑ まあ，確かにそうですけど．

Ⓢ 今は，入院するときにも，どれくらいの期間の入院が必要だって説明しているはずなんだ．大昔に入院したのではないわけだから．そうしたら当然，「これくらいの時間，この目的のために入院するのですよ．だから目的が達成されたときには退院できます」と言っているはずなんだけど．でも，もしかすると言ってないのかもしれない．あるいは，言っていたとしても，患者さん本人には伝わっていないということは考えられるね．それからもう一つ，入院というのは「場」のように思うかもしれないけど，入院そのものは場だけではなくて「時間と空間」の提供で，同時に人を包みこんでいる物理的社会的な環境の提供なんだ．

Ⓑ そうですね．

Ⓢ 地域にいるときから，患者の不安や混乱を終焉させていくのを手伝っている．だから，病棟のなかで，安定が得られてきたら，自分の感覚を取り戻すための新しいプログラムにつなげていくということができないと，治療の場として機能しているとはいえない．それが確保できないと，意味もなく時間が過ぎる．

Ⓑ じゃあ，この患者さんの事例では，「家族の協力がタイムリーに得られない」というより，プログラムを「提供するスタッフ側がタイムリーではない」っていうことですか？

Ⓢ そういえるよね，本来，スタッフ側は医療費をいただけるプログラムを提案しているわけだから．もちろん，家族のストーリーもあると思う．

> **point**
> 病棟のなかでも，病室以外の空間としての「場」そのものが必要になる．作業療法室やデイケアは出かけていかなければ参加できない，また，それぞれに治療的な枠組みがあって縛られることになる．退院前に「病室を出て，他の患者と交わりたい」「病棟スタッフ以外の人と知り合いになりたい」という気持ちになれるよう，小さなグループ活動が入院生活の一部に加わる必要がある．患者に勧めるときには強制せず，最初の活動をしてみようと思ったときに「いつでも大丈夫」と言える人がそばにいる必要がある．

お母さんが不在の状態になったのだから，弟だってお兄さんとお母さんの面倒をみるのは，やっぱり負担だと思う．温かく3人が暮らしていたなら別だけど．家族の一員が精神疾患で失われる感じというのがある人だったら，もっと違う行動に出ていると思う■15．でも，円満な家族関係ではなかったわけだから，家族に治療的な関係性を期待するのは難しいじゃない？　だとしたら，スタッフ側が，家族の役割を担っていかなきゃならない．逆に医療が薄くても家族がしっかりしていたら，家族が引き取ってくれるわけだから．

ファシリテーターの「入院そのものは場だけではなく，"時間と空間"の提供で同時に人を包み込んでいる物理的社会的な環境の提供なんだ」という一言によって，参加者全員が治療の場について考え始める．

> **ファシリテーター（Sさん）の感じていること**
>
> ■15　どのような家族関係なのかはわからないが，少なくとも温かな交流はなかったのではないか．
>
> ■16　日中，横になり続けている患者から，動きのある側面がみえてきた．

> **point**
> 医療者だけが患者の問題を解決するとは限らない．家族が解決してもよいし，時間や環境が機能することもある．

▶▶ 患者の趣味で意外な側面を知る

- H　患者さんが関心のあることは食事ですか？
- D　食事についてはあると思います．
- H　他に趣味的なものがあまり出てこないから…．
- D　出てこない…．あと，バイクがあります．バイク．
- H　バイク？
- S　バイク？
- D　バイクと食事．
- S　バイク乗っていたの？
- D　乗っていた．アクティブだったようです．20時間乗り続けたと，話していました■16．
- H　アクティブだね，それは．ふふふ．
- D　バイクに乗っているのが好きだって．
- S　バイクに乗っているあいだ，幻聴が消えるっていう人もいるよね？
- D　ああ～★12．
- S　ああ，この患者さんがそうだっていうことではないよ．抵抗感，風との摩擦？　風の風圧とか感じていたのではないの？
- D　バイクが本当に好きだって言っていましたね．
- A　今回も直前まで乗っていたんですか？
- D　いや，直前では乗っていなかったですけど．「本とか，何か見たいものがないか」という話をしたら，「バイクの雑誌は見たい」って言っていました．
- A　それは叶えられるものなのですか？
- D　叶えられなかったですね．なかったんです売店に．家から持ってきたのを繰り返し見ていましたけど．

> **事例提供者（Dさん）の感じていること**
>
> ★12　確かにいる．この患者さんはどうだったのかな．

一同	はっはっはっは■17.
S	そこに青春が残ってる.
D	ああ〜.「大学時代に乗っていた」って言っていましたね.
S	47歳ってさあ,パッと見たら,僕らが見たら,47歳だってわかる感じ？
D	ああ,47歳ですね.
S	話した内容とか,この場に患者さんが来たとして,ぱっと見た感じで.
D	そうですね,47歳って感じですね.スーツとか着て,ちゃんと整えたらそんな感じですね.
一同	「整えたら…」.はっはっはっは■18,★13.
D	服装というか,それなりの服着たら.
C	え？ 今,どんな格好をしているの？
D	パジャマっぽい,スウェットみたいな感じの服を入院中は着ていて.
S	ああ,典型的だな.型にはまる.そして患者として固まる.
D	グレー,の.
一同	グレー,はっはっはっは.
D	あんまり服装は変わらないんですよね,持っているものもすごく少なくて.
C	入院してどれくらい経っていますか？
D	えーと8か月,急性期に3か月いて,療養に来て5か月ですね.
D	今までのパターンだと,長くても半年で退院でしたけど,今回はそこを通過してしまうというか.退院できないんです.
A	この患者さん,退院したい気持ちがあるとなっていますけど,家族に迷惑をかけたから自分からは希望してはいけない,と.本当に家に帰りたいんですか,退院したいんですか？■19
D	「退院したい」と言っていました.ただ,自宅の壁がはがれて住めない,状況になっていることをはっきり患者さんは覚えていないらしくて.弟さんから現実的に言われて,それから主治医からも,家がすごいことになっていると聞かされているって.それ以外の情報は乏しい.家の改修工事があるっていうか,今すぐには帰れないと言われている.それもどうかと思うんですけど,見てもらうため家に一回外出したみたいなんですよ.こういうありさまだ,みたいに教えるために.
一同	ありさま…（笑う）
D	だから退院できないんだ,みたいな■20,★14.
S	じゃあ,そのときは強く言っていたんだ.
D	はい.
S	家に帰りたいって.退院じゃなくて.
D	だいたい今まで3か月くらい経ったら帰っていて,お母さんも連れて帰っていたし.だけど今回,転棟までして長く入院して,たぶん本人も帰り

ファシリテーター（Sさん）の感じていること

■17 患者の情報が限られているなかで,理解しようという努力により「新事実」を知ることができ,思わず気が緩む.

■18 対話のリズム感がよい.事例提供者と参加者が一問一答で展開している.

■19 参加者からの直面化する発言である.

■20 参加者の発言を受けて,事例提供者は患者をかばうような発言をしている.

事例提供者（Dさん）の感じていること

★13 あれ,おかしいことを言ったかな.

★14 あれ,おかしいことを言ったかな.

point

ファシリテーターは,非言語的なメッセージも読み取るようにする.

2．事例検討の展開

　たいっていうことになって．それで，外出して自宅の状態を見て，どれくらい時間がかかるかというのを知ってもらうことになって…．「本当に住めない状況だった」って患者さんも言っていました．今すぐには住める状況でないことはわかったはずです．

S　でも，僕も経験あるけど，患者さんがそれを見て「あれは誰がやった？」って言うときもあるよね．

一同　（笑う）

S　「誰かがやったんだ」「悪魔が来てやった」，とか言って■21．

D　あ，そうですね．でもそこは，この患者さんは理解したと思います．

S　この患者さんは認めたわけだ．

D　はい．実は，家のなかがすごい状況なのもあって，「ちょっと帰るのが不安」とも言っていたんです．「監視カメラもまだ残っているし」って．病院近くに引っ越してみるとか，ちょっと場所も考えたみたいなんですけど，お金のこともあるし，所有のマンションで，一人暮らしだし，まずそこに戻ることが最終の選択でした★15．

S　きっと監視カメラ増えているよな？　この患者さん，壊しているから．はっはっは．

一同　（笑う）

D　そうでしたね．
　そういうのがあるから，家には帰りたいけど，不安があった．

S　わりと大きなマンション？

D　大きなマンションです．

H　すごい数ありますよ．監視カメラ．本当，実際に．

D　あ，そうなんですか．

H　エレベーターにも，今では当たり前に全部ついていますよ．本当に．

S　自転車置き場にもつけるのも，普通になったからなあ．

B　じゃあ，患者さんは一人暮らしが苦しかったということになるんですか？

D　一人暮らしが苦しかった…，そういうことは言っていなかったです．

B　大きな転換，というか，いろいろな意味で変化があって．生活パターンがどんどん壊れていくなかで，お母さんがいなくなって，まあ，これから一緒に生活できるわけではない．自覚的にはなかったとしても，監視カメラを壊すとか，見られているような感じがあったとかは，退院後に支援サービスを入れるとしたらどういうふうに結びつけられるのかな．一人暮らしが不安だったとか…，そのあたりに結びつくと…．訪問看護とか，何かに結びつけられる気がする．そこを入院中に次の展開に結びつけ，患者さんが自覚して受け入れられたらいいんだけど．人とのかかわりがないと．患者さんも今，帰ることには不安なはずだし．

D　確かに．退院後の支援と結びつけてはいなかった気がします★16．

ファシリテーター（Sさん）の感じていること

■21 患者は「本当に納得したのか」という確認をしている．

事例提供者（Dさん）の感じていること

★15 そうだった．患者さんは退院したいけど，実は退院への不安も抱えていたんだった．

★16 今までも入退院を繰り返していたけど，一度も社会資源の活用につながっていなかったから，今回は調整しなければと考えていた．

Ⓑ 援助が結びつかないと，不安になってしまう．そういう気がして．自分に置き換えても，やっぱりよくわからない不安は放っておけない．ここに（事例報告用紙に）書いてある「漠然とした不安にどのように援助していけるのか」だと思う．漠然っていうところは，こちら側も感じているし．漠然というところは，できるだけ明確にしたい．そこをすごく大事にしたい▪22．

Ⓓ だから今回も，訪問看護を入れるか入れないかというのを，本人に少し話しました．入院していることを受け入れているみたいだし，患者さんは訪問看護スタッフを導入することに対して，抵抗はなかったんですよね．食事は「怖さがあって買い物に行けなかったら，必要なものを買いに行ってもらうこともできます」という話もしたことがあるんですけど．

Ⓢ 「病院に入院しているということを受け入れている」というのは，どういうやり取りでわかったの？▪23

Ⓓ 「自分はあの病気だから」と話してました．

Ⓢ 病気だから？

Ⓓ 「病気だから入院になった」って言っていました．
うーん…．そうですね．けっこう発言がコロコロ変わるというか，「連れてこられた」って言うときもあるし．

Ⓢ 自分から病院に来たときもあった？▪24

Ⓓ はい．何回も．だから本当に悪いときは，強制入院になっていることには否定的なんですけど，自分で変な感じがするというときは，自分から援助を求めてきている．薬を飲んでないっていうことも自分から話をしたんです．

Ⓢ 「何とかしてほしい感がある」としたら，それはケアに使える．

Ⓓ はい．そう思います．

Ⓢ 今，「何とかしてほしい」と思っているのかな．入院したときは，たぶん病状が不安定だったり，注察妄想が強くなったりして，自分に対するプレッシャーがかかっていたと思う．だから自分の身体を助けてくれそうなところへ出てっていうことはあると思う．病院に向かっていくというところがね．今ここでいったん落ち着いたら今度は，自分自身を地域に押し出す力として，どこからか湧いてくる力を活かしていくという転換が必要なんだ．

Ⓑ Sさんがおっしゃっていることって，この患者さんは，病気ということを自覚している自分と，さっきも言っていた「壊したのは別の人ですよ」と言っている人みたいに，自分のなかに，病気の自分とそうでない自分がいるということですか？

Ⓢ いや．この患者さんはそういうのじゃないと思う．そういう，離人的っていうか，乖離的な状態や多重人格的になって，自分のある部分を否定

ファシリテーター（Sさん）の感じていること

▪22 事例提供の動機（漠然とした不安にどのように援助していけるのか）に，話を戻している．

▪23 患者さんは入院に納得してはいないのではないか，と感じられたので確証が欲しかった．

▪24 まだ触れられていない重要な点を確認している．

point

ファシリテーターは，問題がどこにあるのかを探るようにする．

し，切り離しながら生きていく人っていると思うけど，この患者さんは，そうじゃない変化をする人だと思う．「助けてくれ」って精神科病院に駆け込んでいる．経験ない？　助けてくれって言うときに警察に行く人って，けっこういるでしょ．「自分は狙われている」「隣りから攻撃されている」とか言って．新聞社に電話する人もいるでしょ？　でもこの患者さん，病院に来てる．だから，何か楽になれる方法っていうのが，たまたま病院にあるのかもしれない．だから病気って思ってないかもしれない．だとすると，病院に来て少し楽になっていると思っているかどうかを知りたい．楽になっていると思ったら，このままここで静かに暮らしたい，ここから出たくないと思うのは自然だよ．でも「もう良くなりましたから出たい」って言っているのか，ここにいるエネルギーがなくなって元の場所に戻るエネルギーが湧いてきているからという，時間の経過でそう言っているのか．時間の経過で3か月経ちましたっていうのは，スタッフ側の発想だ．よくみてみるとわかるけど，退院の仕方は微妙に一人ひとりみんな違うんだ．

Ⓑ　変化する患者さんっているじゃないですか．うまくつかめない感じっていうか．困ったときに警察に行くとか病院に行くとか，何かこっち側に治療の主導権を握らしてもらえないような難しい人っていて，この患者さん，比較的そういう難しい人なんですね？

Ⓢ　難しいと思う．

Ⓓ　どっちって言ったら，どっちに当てはまるかって悩んでしまう．

Ⓢ　中間みたいな感じかもしれないね■25．

Ⓓ　そんな感じですよね．本人も自分がどのように振る舞えばよいのか，そういうのがわからないっていうか．

Ⓗ　でも，病院が機能していると思えないんですよね．たんに逃げ込む場所というか．本当は家にこもりたいんだけど，家にいられなくなったときに行く場所が病院だったっていう，それだけ．嵐が去った後は早く出ようという雰囲気が感じられる．

Ⓔ　すいません．今，50分くらい経過したところで，あと5分ほどです．

「患者の関心は何なのか」という，参加者（Hさん）の問いかけから，日中，横になり続けている患者から動きのある側面がみえてきた．患者の入院前の自宅での様子，自宅の環境や患者を取り巻く家族にまで話が及んだ．また，事例提供者が訪問看護を導入するかどうかも患者と話をしていることがわかった．

さらに，患者にとっては，病院はどのような場所や役割になっているのかという討議が進み，事例検討も終盤にさしかかった．

（末安民生，西池絵衣子）

ファシリテーター（Sさん）の感じていること

■25　「型」にはめたいけれど，「難しい人」は，人によって微妙に違う．

point

タイムキーパーをするのは，司会者の重要な役割である．

column

●時間を気にかける人，司会者の役割●

　筆者が今まで司会をしたときは，いつもドキドキして，沈黙が怖いと思うこともあった．特に，司会者の役割の一つ「時間のコントロール」については，不安に思うことが多かった．時には，参加者の一員として，事例提供者や参加者の発言をじっくり聴き入り考えこんでしまい，時間を忘れてしまうこともあった．

　時間を管理する司会者の焦りは，参加者やファシリテーターにも十分伝わっているので安心してもらいたい．困ったときには，ファシリテーターの顔を見てみよう．ちょっと落ち着くかもしれない．「終わりの時間」だけは守るようにし，その他はときどき時間を意識するくらいでよい．強制的に終了することになっても，参加者はずっと考え続けているものである．

　とはいえ，「参加者が言い残したことがないか」の確認，また事例提供者の感想は行いたいため，終了時間の5分前には，意識して終わるように進行と聞くことをしてもらいたい．あまりにも心配な場合は，あらかじめ隣の席の人に，ときどき時間を教えてもらうようお願いするなどしてもよい．

（西池絵衣子）

3 事例検討の終わり

▶▶ 全体を振り返るーまとめなのに新しい展開

　事例検討の時間も終盤にさしかかった．しかし，これまでの検討を振り返ってみて，この患者が自宅ではどのような過ごし方をしていたのかということが見直されたために，患者の人物像をもう少し掘り下げようという展開になり，再び患者の趣味であるバイクの話になった．

　本来は「約束された時間」内に終わることが重視されるが，参加者の「やり残した感じ」が強いときなどには終了時間を超えることがある．これは通例ではなく，例外的な対処である．

> **point**
> 終了近くになって討議が盛り上がったときでも，時間を切ってしまいがちである．しかし，それは内容にもよるので，重要であるかどうかの見極めが必要である．

- Ⓓ さっきも話しましたけど，バイクは「20時間とか乗っていた」って言っていました．
- Ⓢ ヤンキーの人でもそんなに乗れない（笑）．そこが病気との兼ね合いだよね．
- Ⓓ 病気だなって思うんですけど，20時間とかずっと，寒い日にも★1．
- Ⓒ すごいね．
- Ⓢ じっとしていられなかったんだ．
- Ⓓ そう言っていました．じっとしていられなかった．
- Ⓢ ああ．かわいそうになあ．
- Ⓓ うーん．たぶん，病的な苦しさに向き合っていた．
- Ⓢ やんちゃな人たちのなかにも，そういう人いるけどね．じっとしていられない人．
- Ⓓ でも見た目はものすごく真面目なんですよ．
- Ⓢ ああ，そうなんだ．
- Ⓓ ええ，そういう，やんちゃな人と比べられないっていうか．
- Ⓢ このなかでいうと彼みたいな感じ？（ある参加者を示す）
- Ⓓ ああっ，もう本当，そうです★2．
- 一同 （笑う）
- Ⓓ 一番，真面目．本当に，何ていうんですかねえ．スーツ着たらサラリーマンに見えるっていうか．うーん，普通なんですよね．礼儀もキチンとしている．引きこもっているわりには，すごく礼儀正しいっていうか．相手に対する配慮もしっかりある人です．
- Ⓢ 親のしつけがよかったんだな．

> **事例提供者（Dさん）の感じていること**
>
> ★1 そう言われてみたら，確かに病気かも…．でも，患者さんから聞いたときは，バイクが好きで乗り回していたんだと思っていたな．
>
> ★2 「このなかで」とか，言いにくいな．

Ⓓ だと思いますよ．お母さんの存在ってすごく大きい．お父さんはちょっとわからないですけど．

Ⓒ お母さんが何か気になる．たとえば，お母さんは患者さんをずっと自分の手元に置き続けたいと思っていたんじゃないかという気がする．過保護っていうか，うふふふ■1．

▶▶ 「ケアつき退院」という考え方

Ⓐ 母親の存在が家庭から消えて，何も注目しないで何も介入しないと，この患者さん，このままですよね．急性期病棟ではどうしてもリミットがあるじゃないですか．だからその範囲内で何とかしようと思うけど，慢性期病棟になると逆にリミットがなくなるので，先ほど言われていた「タイムリーな介入」ができるところをずっと逃していくじゃないですか．この患者さん，器物破損とかがなければ，別に自宅に帰って引きこもっていても全然いいわけですよね．訪問看護とかいろいろなものが入って，社会に出ても別に．そういうものの考え方って変ですか？

一同 （笑う）

Ⓐ いや，治らないとかじゃなくて，病気とつき合いながら社会のなかでやっていくっていう人も，いるじゃないですか，たくさん◆1．

Ⓢ それはいる．

Ⓐ この患者さんもそういう人ですよ．きっと症状はあるけど，自己コントロールしながらもやっていけて，でもときに波が激しくなったら入院もしなくちゃならないけど．そういうときはもちろん，医療の介入が必要だけれども．今，この患者さんはこの病棟にいる必要はないなと思います．私の急性期看護的な感覚から，急性期病棟にこの患者さんがいたら，3か月で症状が残っても出しているな，と思う◆2．

Ⓢ 「出している」っていうのは，転棟か退院かはともかくとして．

Ⓐ はい．

Ⓢ 「病棟から出している」ということだよね．病院も？

Ⓐ いや，まずは病棟かな．

Ⓢ 自分の病棟の患者さんで，ここで言っているような患者さんだってわかっていたら，もう別に転棟させてもあまり「変化」は期待できないわけだから，それなら，とりあえずケアつき退院ということ？

Ⓐ そうですね．うちなら3か月すぎたらそういう手段を取るかなと思います．転棟すると，こういう状況になってしまうので，むしろ退院．

Ⓢ うんうん．予測できるからな．経験的な見通しがつけられている■2．

Ⓐ はい．ある程度，リミットセッティングというのではないけど，ここまでに，こういうふうにしていこうという目安を医療者も家族も本人も，

ファシリテーター（Sさん）の感じていること

■1 母親の横顔，家族の素顔が患者を理解する手がかりにもなる．
■2 さすがだな，病棟師長．

point

精神科医療の診療報酬制度が治療計画や看護のプランを制約している面は意識しないわけにはいかない．しかし，時間が制約されていなければ入院期間が長期化してしまう危険もある．

参加者（Aさん）の感じていること

◆1 えっ，何この反応．みんなはそう思わないのかな．
◆2 急性期治療病棟だと，ずっと入院させておけないんだけど．

3. 事例検討の終わり

- S　もたないといけないなあと思う．不安っていうけど，いろいろなことに不安ってあると思うんですよ．回復しても不安ってあるじゃないですか，次のことに進むときの．それはどんな人でも同じで，別に異常なことじゃないと思うんですね．あれ，言っていること変ですか？
- S　変じゃない．全然，変じゃないよ ■3.
- A　だからすごく何だろう，私はこの患者さんは退院できると思って．でも，患者さん自身もあきらめているし，周りもあきらめている．そのあきらめ具合は，これからも，どんどんひどくなっていくような気がする．もうここらへんで，いったんビシッと，みんなでカンファレンスして，きちんとみていかないと．
- S　このままいくと永遠に退院できない？ ■4
- A　放置されていくんじゃないかと．この患者さん，まだ力がすごい残っているんじゃないかと思うんですよ．
- S　そうだね．
- A　たとえば食事のことができるとか．自分のことを出して何ですけど，私は買い物が嫌いなので，食材が宅配で届くんですよ．
- S　え，何？
- A　食材がね，宅配で届くんですよ．
- D　生協みたいに食事を作りやすく，手間を省いた食材が届くんです．
- A　食材が家に届くんですよ．買い物をしなくていいんです．
- 一同　（笑う）
- A　そういう生活の仕方もあるわけですよ．この患者さん，買い物に行けなかったらそういう手段を使ってもいいわけですよね？　所有のマンションもあって，経済的にも少し余裕がありそうだし．わからないけど．少し飛躍しすぎかもしれない．ごめんなさい．
- S　いやいや，でもそういう考えも成り立つよ．
- A　全然いいと思う．
- B　SさんとかAさんとかの話を聞いて思ったのが，この患者さんは「運び」▶1 が大事だなっていう感じ．
  私は逆に，デイケアとかでは治療契約っていういい方をするので，病状がありそうで困った人は患者にしてしまう．立場性を逆に使う．でも，この患者さんの場合は変化もするし，しんどいときにとりあえず「宿替え」するっていう感じなんですね．
- S　うーん，なるほど．「宿替え」か．
- B　治療といういい方をすると，すごく抵抗するから，しんどいときに，まあ休息ではないですけど，来てもいいよとか．あなたにとって不安なときだけ来ていいよというような手順や「運び」があったりとか，いろいろなものがあなたを楽にする環境があるよっていうような休息入院のよ

ファシリテーター（Sさん）の感じていること

■3　急性期病棟では，入院期間は短期間で設定されている．しかし，短期間で回復するとは限らない．特に看護師は患者が回復するまで，じっくりと取り組む必要がある．

■4　新しい試みの可能性，できることから．

▶1　この場面で「運び」とは，患者の入院から退院に至る一連のプロセスのこと．退院は，ただ病院を出るということではなく，患者が自分らしい生活を営むことができることまでを目的としている．

- Ⓢ うな「運び」にしないと，受け入れてもらえない人なのかなと思って．
- Ⓢ それは，話としてはわかりやすいけれども，まだ休息入院以外は一般的とはいえないと思う．ここでは成り立つ話だけど．主治医に「この患者さんは治療の運びが悪いのでとりあえず『宿替え』（転院）します」って言える？

「母親が患者から避難するために介護施設に入所したということだったが，実はそうではないのではないか．あまりにも突然すぎる」という意見も出た．「キーパーソンである母親がいなくなったからといって，そのまま入院させておいてもいいのか」という発言が急性期病棟の師長である参加者（Aさん）からあった．

▶▶ スタッフの役割とその限界

- Ⓢ デイケアと訪問看護と作業所の利用プログラムというシナリオだけでは，患者さんの生きるエネルギーを上手く使って，生き続けながら生活しづらいところを何とかしながら変わってもらおう，ということにはなかなかならないでしょ．今の精神科医療に対する，患者さんからの批判の一つはそこにあるよね．それなりに，落ち着いていても退院させてくれない，と．
- Ⓑ そうですね．
- Ⓢ もう少し患者側の意向に添ったシステムにできたらよいけれども．
- Ⓑ そう，そうなんですよ．うん．そう．
- Ⓢ 今では精神科医療ももちろん，患者さんの治療への参加などを意識しているところもあると思うよ．
- Ⓗ 自分は療養病棟にいて思うのは，やっぱりね，さっきもAさんが言っていたように期限をきるとか，意図的に退院させようとしない限りはかかわりきれない．どうしても退院させたいっていう場合には，それこそ期間を決めて，集中的にスケジュールを組んでしまって…，それがいいかどうかはわからないですよ．ただ，退院させるという目的だけを考えたら，そういうことをしていかないと難しい．そうでもしないと，この人員体制のなかでは，毎日勤務する人が変わって，熱を測っておしまいっていうことも当然あるわけなので．病院や病棟のなかで退院に結びつくようなはたらきかけをするとすれば，ある程度はルールにしないと，できない．自分の臨床的な考えでは思うんです．
- Ⓑ しつこいですけど，「運び」はテクニックなんですよ．
- Ⓢ 違うよ．Bさんの話でわかったけど，私たちは患者さんの回復を進められるようにしていきたいんだけど，何が難しいかというと，患者さんは

退院したいと思っていても退院しなくてもよい医療の仕組みに看護師自身が組み込まれているからなんだ．
- Ⓑ　あ～～．
- Ⓢ　つまり看護師のケアが患者さんの回復，退院という目標に向かっていながら，患者さんの希望に添えるような「運び」にならない医療を提供していることになっている．良心的にやっているけど．良心的に看護していること自体が，うまくことが運ばないような仕組みのなかの役割の一つになっている．だから私たち看護師は一度そこから抜け出すことも考えないとダメなんだ．ケアの在り方を見直すとしたら，今のままではおそらくよくみえない．だから，国の政策としても退院調整の役割を病院の外からのアプローチにした■5．
- Ⓑ　じゃあ3か月とか短期とか，期間が決められているということはすごくいいこと？
- Ⓢ　って考えているんだな，政策的には．私たちの知恵と工夫が足りないからでもあるんだけども．
期間を決められると，病的な世界からの脱出を手助けすることができないこともある．ゆったりと時間制限なしに取り組まないといけないような患者さんには，短期決着の効果は薄い．いろいろなかかわり方のパターンを用意できない．ただたんに，看護師たちが奮い立てばいいんだっていう話じゃないと思うよ．
- 一同　うーん．
- Ⓒ　私の場合だったら，外からの支援として病院にすっと入ってしまいそうだ．
- Ⓢ　そうしたら，最初に何と言うの？　患者さんにまず．
- Ⓒ　患者さんに？　何て言うんだろう●1．
- Ⓢ　病棟から呼ばれて来ましたって言うの？
- Ⓒ　呼ばれて来ました？
- Ⓢ　「病棟の人に呼ばれて来ました．患者さんに会いに来ました」って言うのかな？●2
- Ⓒ　何て言うんだろう？
- Ⓢ　患者がこういう人だって，だいたいわかったとするでしょ．
- Ⓒ　こういう人だってわかった後に？　何て言うんだろう，何て言うんだろうなあ．「今の入院生活をどんなふうに思っていますか」って聞くんじゃないですか．自分の素性っていうか，自分が何をする人かというのをきちんと話してから，「困っていることを一緒に考えていきたいと思うけど」って言うと思います．これからのことは，「自分はお手伝いする役で，それを一緒に考えていきたいんだけど」って言うと思います．
- Ⓢ　そんなふうに言われたら，この患者さんは何て答えるかな？

ファシリテーター（Sさん）の感じていること

■5　「ケアをしていること，そのものを見直してみよう」ということが必要なんだ．

参加者（Cさん）の感じていること

●1　えっ，どうして，そんなことをSさんは聞くんだろう．

●2　この患者さんは退院できそうだけど，話を聞くと病棟にいろいろ問題がありそう．病棟以外のスタッフがかかわって患者さんと新しい関係がつくれたら，退院できるんじゃないのかな．

- Ⓒ どうですかねぇ…．そうですねぇ．普通，何て答えるんだろう…．
- Ⓢ はあーって，戸惑うかな？
- Ⓒ いやぁ，はあーって戸惑う感じじゃないですよ．「今，あなたは退院したいとスタッフに話していますか？」って聞くので．
- Ⓢ 本人に？
- Ⓒ はい，本人に聞きます．「最近の診察はいつで，主治医とどんな話をしましたか」って聞いて，「最近は毎日どのように過ごしていますか」とか．「毎日，調子はいいですか」「退院までのことで何か心配なことはありますか」というようなことでしょうか．
- Ⓢ それはこの患者さんと病院のスタッフの一員として，新しい関係をつくりだそうとしているの？
- Ⓒ まあ，そうですね．だけど，現在の患者さんの状態を把握しないで，一方的にスタッフ側が決めるようなことはしません．
- Ⓔ はい．いいところにきましたが，時間が10分すぎました．これでもう終わりにしたいと思います．最後，どう感じたのか手短に感想をお願いします．
- 一同 （笑う）
- Ⓓ この患者さんは本当につかみどころがないと思っていたのですが，ここで検討してもらって，今は本当にそうだったのかなと思います．でも，今思えば私と話しているときに，すごくいい表情をしていたこともありました．ごはん作りのことや，バイクの話では，いきいきしていたんですよねえ．散歩に行ったときのことを思い出して，それを思い起こしました．退院したいという思いがあっても，退院できないという制約のなかで，外出もできなかったので漠然とした不安をもっていたと思います．解決しなければならないと強く考えていたんですけど，この患者さんの関心のあるところからもっとかかわっていけたらと思います．★3
- Ⓔ はい．では，今日はこれで終わります．次回，事例提供，記録をしてくださる方はいらっしゃいますか？
- Ⓐ はい．私が事例を出してもよいですか？
- Ⓕ 記録やります．
- Ⓔ では，Aさん，Fさんよろしくお願いします．本日使用した事例報告用紙は回収ボックスに入れて帰ってください▶2．どうもありがとうございました．

　「患者さんは退院したいと思っていても，退院しなくてもよい医療の仕組みに看護師自身が組み込まれているのではないのか」とファシリテーターが投げかけた．
　現実の精神科医療では，患者の希望と提供されている医療とのズレがあ

---

point

ファシリテーターは，事例提供者や参加者が考えていることの言語化を助ける．

事例提供者（Dさん）の感じていること

★3 自分の行っていたアセスメントが正しかったのだろうか…．患者さんや家族，他のスタッフに聞いたり確認したりすることがたくさんみつかった．

point

司会者とファシリテーターの役割として，丁寧に提供者の感想を聞くために時間をコントロールする必要がある．

▶2 院内で開催し，事例報告用紙を回収しない場合は，各自でシュレッダーにかけるなど管理に注意してもらうことを伝える．

る．病棟と地域をつなぐ役割がある地域連携室に勤務している参加者（Cさん）の経験において，患者の今後の可能性について意見を求めた．

今回の事例検討会では，患者の感じていることを把握するとともに病院スタッフと地域サービスのスタッフが情報共有し，協働して支援していくことが大切ではないかという議論になった．具体的な支援内容については，話し合いにはならなかった．

▶▶ 事例検討を終えて

今回の事例検討会では，院内のさまざまな部署の人の力を借りて，現状の把握やこれまでのかかわりの経過を振り返りながら，「患者がどのような思いをもっているのだろうか」ということについて，いろいろな角度から考えることができた．また，検討の終盤になって，ケアのあり方が取り上げられ，ケアの本質に迫るような討議の深まりと，「病院スタッフからのはたらきかけだけではなく，地域の支援者との協働で支援していくことが大切ではないか」という支援の方向性を話し合うこともできた．

これからまず，何をしていくかという具体的な支援内容までには至らなかったが，参加者から質問や意見を投げかけてもらい，これまでのかかわりのなかで気づけなかった患者の新たな一面を思い描くことができた．把握していなかった新たな情報に気づくこともでき，今後のケアにつながるような討議の展開となった．

今回は，定期的に行っている事例検討会であったため，司会者は次回の事例提供を募った．

▶▶ 模造紙を使った振り返り

今回は時間外の勉強会ということもあり，「まとめるための時間」を設けることはしていないが，病院や地域の研修の一環として半日以上かけて行う場合は，参加者で話し合って，討議の内容を模造紙（図1）にまとめることもある．また，複数の事例検討が行われれば発表することもある．

時間に余裕がある場合は，話し合ったことを大きな摸造紙に絵や図で描き表すと楽しい．どのような話題で話し合ったか，どのような意見が出されたか，気づけたことなど，参加者どうしで話し合いながら形にしていくと，コミュニケーションも深まる．絵が得意な人，構図を考え提案する人，色使いが上手い人など，仲間の意外な面を知ることができる．模造紙は，大きな紙でなくてもいい．少人数であれば，机を囲んでA3用紙くらいの紙に描いてみてもよい．この振り返りの過程も事例検討の一部である．

memo
この患者は事例検討会後，開放病棟に転棟し，退院に向けて外出・外泊をしている．

column

「語られていないこと」を聞く
―ファシリテーターとしての役割を終えて―

　多くの発言があればよい事例検討になるわけではない．真剣な議論になればなるほど，話題とズレたことを切り出すことに対し，「話の流れに乗りたくないと抵抗感をもつ人にみられるのではないだろうか」「話に水を差してしまうのではないか」など，遠慮してしまう参加者が生まれることを，意識しなくてはならない．

　ファシリテーターは全体の流れを把握し，その場の雰囲気を感じとるのと同時に，事例検討の場では「語られていないこと」がないか考える役割がある．

　参加者自身に「語ることができないこと」があると気づかせるよう，討議の経過に合わせて声かけをすることが必要になる．ただ，これは参加者に無理に語らせるのではなく，討議の過程の振り返りから明らかになってくることを伝えるにとどめたほうがよい．

（末安民生）

▶▶ 振り返りのための記録

　事例検討会後には，事例提供者に感想（図2），記録係には記録用紙（図3）に記入して主催者に提出してもらった．このように，討議の後，討議したことを整理したり，感想を書き留めたりしておくことは，時間が経過した後での振り返りや，参加できなかったものの，その事例検討に関心をもつ人に，参加者の同意のもと読んでもらうことができる．

　「終わった後の宿題」と思うと，面倒で気の重い作業であるが，できるだけ取り組みたい．慣れると要領も得られて，それほど時間はかからない．感想は自分の心に強く残っている気づきや，これから取り組んでみようと思うことなどを自由に書いてよい．語るだけではなく，文字にして残しておくことも大切である．事例検討の記録は，書くことが苦手な人や，初めて取り組む人のことも考えて，あらかじめ書き方の参考例を示しておいたり，必要な項目を組み入れたりしておくと書きやすい[*1]．

[*1]
付録「3．記録用紙」（p.120），付録「4．事例検討会後の事例提供者の感想」（p.121）を参照．

3. 事例検討の終わり

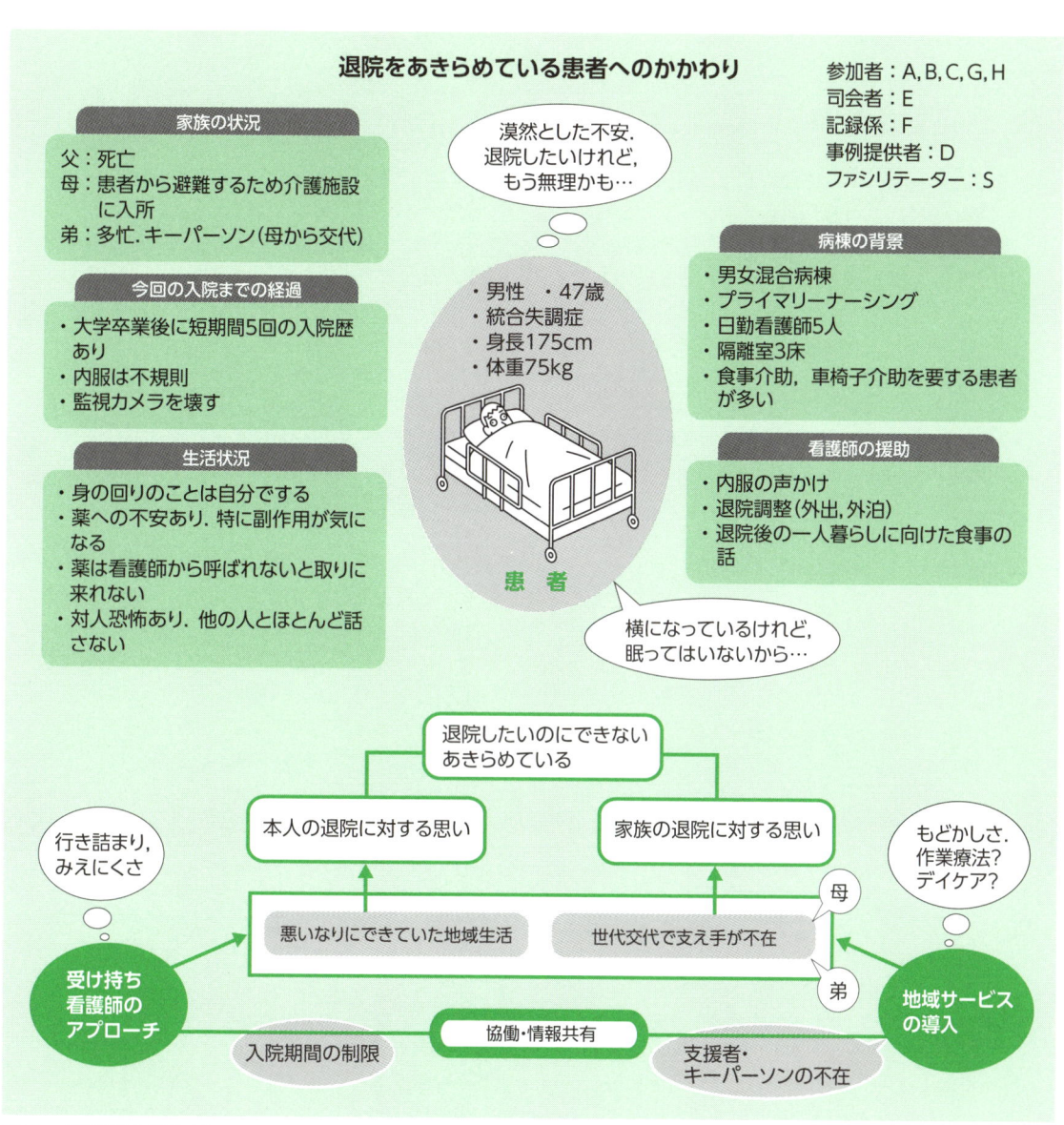

退院をあきらめている患者へのかかわり

参加者：A, B, C, G, H
司会者：E
記録係：F
事例提供者：D
ファシリテーター：S

家族の状況
- 父：死亡
- 母：患者から避難するため介護施設に入所
- 弟：多忙．キーパーソン（母から交代）

今回の入院までの経過
- 大学卒業後に短期間5回の入院歴あり
- 内服は不規則
- 監視カメラを壊す

生活状況
- 身の回りのことは自分でする
- 薬への不安あり．特に副作用が気になる
- 薬は看護師から呼ばれないと取りに来れない
- 対人恐怖あり．他の人とほとんど話さない

患者
- 男性　・47歳
- 統合失調症
- 身長175cm
- 体重75kg

（吹き出し）漠然とした不安．退院したいけれど，もう無理かも…

（吹き出し）横になっているけれど，眠ってはいないから…

病棟の背景
- 男女混合病棟
- プライマリーナーシング
- 日勤看護師5人
- 隔離室3床
- 食事介助，車椅子介助を要する患者が多い

看護師の援助
- 内服の声かけ
- 退院調整（外出，外泊）
- 退院後の一人暮らしに向けた食事の話

退院したいのにできない　あきらめている
　├ 本人の退院に対する思い
　└ 家族の退院に対する思い

悪いなりにできていた地域生活　　世代交代で支え手が不在　　母／弟

（吹き出し）行き詰まり，みえにくさ → 受け持ち看護師のアプローチ

（吹き出し）もどかしさ．作業療法？デイケア？ → 地域サービスの導入

入院期間の制限　　協働・情報共有　　支援者・キーパーソンの不在

図1　模造紙の記入例

事例検討会後の事例提供者の感想

今回は事例検討会をしていただき，ありがとうございました．事例検討会の最後にお伝えしましたが，事例の患者さんは本当につかみどころがなく，今後の方向性を私自身が見失っていたと思いました．

事例検討会後，みなさんの意見や助言，質問を振り返ってみて，私自身がまず，主治医が家族に対して積極的にかかわろうとしていないことに苛立っていたと気づきました．

また，任意入院にもかかわらず閉鎖病棟にいて，ますます引きこもり状態になってしまうのではないかということ，退院に対してもあきらめてしまっている患者さんのことなどを考えると，憤りを感じていたように思います．さらに，ファシリテーターから「横になっている状態」についての確認があったように，患者さんは実は陰性症状があるというより「目を開けて横になっている」様子から，医療者に何か訴えていた・考えていたのかもしれない，対人恐怖があるからこそ看護師からの積極的なかかわりを必要としていたのではないかと思いました．

しかし，入院前の生活や家族との関係を質問されて，患者を知ろうとする姿勢や理解するための情報収集が不十分だったことに気づきました．また，家族の気持ちも知っているつもりになっていましたが，患者さんをとおして聞いていただけだったので，本当に母親や弟の思いは以前と変わっていないのか，改めて情報収集する必要があると思いました．

患者さんが急性期病棟から転棟してきたとき，改めて入院前の生活などを知ろうとしなかったこと，自宅が荒れてキーパーソンである弟が多忙であるために今すぐ帰れない（退院できない）と思っていたこと，患者さんとのかかわりも薬の声かけにとどまっていたことにも気づきました．受け持ち看護師の私としては，他のスタッフにもできるだけ散歩や1対1のかかわりをしてもらおうと思い，看護計画にあげていたものの，きちんと記録に反映できていませんでした．また，病棟では食事介助や入浴介助を必要とする患者さんが多く，事例の患者さんと時間を設けて話をするのは，受け持ち看護師の私だけになっていることに対して，私自身が不安になっていたようにも思います．

Hさんの話と同じように，まさしく私が所属している療養病棟でも，看護師の人数が少なく，逆に介助を要する患者さんは多いため，自分自身で身の回りのことができる患者さんは，どうしても埋もれてしまう状況になっているように思いました．

しかし，Aさんのおっしゃっていたように，このままでは退院できない患者さんになってしまうこと，だからこそ患者さんにとって安心できる治療と生活の両面からみた「場と時間」を考えることが大切であると思いました．

私は，これまで急性期病棟での勤務経験しかありません．そこでは，どうにか3か月で退院することをめざしていましたが，転棟される患者さんも多くいました．しかし，転棟後はスタッフの人数も減るため，1対1のかかわりが難しい状況であり，だからこそ，できるだけ急性期病棟で今後の方向性を話し合っておく必要性も感じていました．しかし実際，自分が療養病棟に勤務してみて，今後の方針を検討し家族調整を行うまでには至らず，自分自身が不安になって，焦っていたということにも気づきました．

事例の患者さんと話をしているときに，ごはん作りやバイクの話ではすごく良い表情をして，いきいきしていたことも思い出されました．退院したいという思いがあっても，退院できないという制約のなかで，外出もできずに漠然とした不安をもっていた患者さんに対して，解決しなければならないと強く考えていました．これからも患者さんの関心のあるところからもっとかかわっていこうと思います．

記載日　2013年 4月 5日（ 金 ）開催
所属施設/所属部署（　療養病棟　）　氏名（　　　D　　　）

図2　事例検討会後の事例提供者の感想

事例検討会　記録

日時	2013年4月5日（金）17:30～18:40
場所	院内の会議室
参加者	A, B, C, G, H
司会者	E
記録係	F
事例提供者	D
ファシリテーター	S

【事例紹介】
2人兄弟の長男，40歳代．父親は死亡し，母親は介護施設に入所中．最終学歴大学卒業．10歳代から警察につけられているとの言動あり．大学生のときに視線恐怖が出現．3か月間休んで回復することを繰り返した．卒業後，会社に3年間勤務して退職．以後は時折アルバイトをしていた．20歳代後半にイライラ感が強くなり，半年間の初回入院となった．その後，数年間は外来通院するものの改善せず，他病院にも半年間入院していた．以後，クリニックに10年間通っていたが，30歳代後半に外出ができなくなり（注察妄想），自ら希望し入院（人格障害圏）となった（入院3回目）．服薬は不規則で自己判断で多く服用することもあった．被害妄想（他人に笑われるなど）はあるが，希望して退院となる．40歳代になってイライラ感が強まり，「全身のイライラが強い」と落ち着かず入院となった．薬物調整が行われハロペリドール（リントン®）からオランザピン（ジプレキサ®）にシフトとなった．徐々に安定傾向になり，外泊を試みた後，退院となる．怠薬を機に数回監視カメラを壊す，マンション2階からものを投げるなどの行為がみられ，幻覚妄想状態のため急性期病棟に入院し，現在は療養閉鎖病棟で治療中である．事例提供者は，退院したい気持ちはあるが，漠然とした不安を抱える患者にどのような援助ができるのか考えたいということであった．

まず最初に「患者はどのような人なのか」という質問があがった．患者の身長や体重から参加者が患者のイメージを膨らませた．また，入院形態や入院時の様子から参加者の関心は，「入院の説明は患者と家族にどのように行われたのか」「家族の協力はどのように得られるか」など，患者と家族の関係や暮らし方に集まる．
話を進めていくなかで，患者の日常の生活についての質問があがる．「あまりスタッフは患者とかかわっていないのか」「スタッフの患者に対する関心度がどれぐらいあるのか」というAさんの投げかけから，「患者の観察を十分しているのか」「どのような精神症状があるのか」について，参加者全員で確認していった．そのなかで，「事例提供者が陰性症状とみていたことが実は陽性症状が残存しているという見方もできる」という意見もあがる．また，ファシリテーターから「実は患者さんは横になっていても休んでいない．何かを待っているのではないか」という投げかけがあった．
そこで，入院までの経過と現状についての話になる．患者と事例提供者のかかわりから，退院に向けてさまざまな話やかかわりを試みていることがわかった．そのなかで，事例提供者が患者と退院後の食事に関する話をしていたことから，「入院前の食事はどのようにしていたのか」という話題になり，入院前にさかのぼって丁寧に確かめられた．途中で，ファシリテーターがさりげなく，「事例提供者は自身のものさしで患者をみていること」を指摘した．また，話の内容が病的な見立てに流れていって参加者は引き気味だったので，ファシリテーターは「入院時と同じ状態だとしたら，この入院を本人はどのようにとらえているのか」という投げかけを行い，事例提供の動機に話を戻した．その結果，本人からの希望がなく目立たない・訴えない人は，きめ細かくみてもらえる人の集団からは漏れる人ではないのか，という話につながった．

図3　記録用紙の記入例

デイケアで勤務しているBさんから，症状としては違うが，個別のケアとしての経験の共有や新しい試みが伝えられた．そのなかで，事例提供者自身も，実は「個別のケア」を業務のなかで行っていることがみえてきた．そこで，ファシリテーターから「患者が安心して他の患者やスタッフと一緒にいられる条件は何なのか？ 人なのか？ 場なのか？ 方法なのか？」という疑問が投げかけられた．患者の全体像が膨らむにつれて，入院中の「大勢の患者」から一人の患者として看護師がかかわる患者の姿がみえ，参加者全員が治療の場について考え始める．

事例検討の時間も終盤にさしかかり，ここまでの検討を振り返ってみたが，この患者が自宅ではどのような過ごし方をしていたのかということが見直されたために，患者の人物像をもう少し掘り下げようという展開になった．「母親が避難して介護施設に入所したということだったが，実はそうではないのではないか．あまりにも突然すぎる」という意見もあがる．「キーパーソンである母親がいなくなったからといって，そのまま入院させておいてもいいのか」という発言が，急性期病棟の師長であるAさんからあった．さらに，「患者は退院したいと思っていても，退院させなくてもよいような医療の仕組みに看護師自身が組み込まれているのではないのか」と，ファシリテーターが参加者に投げかけた．現実の精神科医療では，患者の希望と提供されている医療にズレがある．病棟と地域をつなぐ役割がある地域連携室に勤務しているCさんの経験から，患者の今後の可能性について意見も述べられた．

最後に，事例提供者が感想として次のように述べた．この患者は最初，つかみどころがないと思っていたが，事例検討をしてもらい，今は本当にそうだったのかと疑問が残るということであった．振り返ってみて思えば患者と話をしているときに，すごくいい表情をしていたこともあった．ごはん作りや，バイクの話では，いきいきしていた．退院したいという思いがあっても退院できないという制約があり，外出もできず，漠然とした不安をもつ患者さんの状況を解決しなければならないと強く考えていたが，今後は患者さんの関心のあるところからもっとかかわっていきたい，とのことだった．これで事例検討が終わった．

図3　記録用紙の記入例（続き）

（末安民生，西池絵衣子，高田久美）

5章

事例検討で語られるケアの世界

1 「マイナスの場面」から得る新たな力

▶▶ 患者となった人を孤立させない

　事例検討は，患者がどのような病状をもち，病名としてどのような診断を受けているのかを正確に知るためだけの方法ではない．現在の状態が始まったいきさつや，その後の経過を患者がどのように受け止め，患者がどうしたいのかを理解しようとするものである．たとえば，患者と家族だけではなく，周囲の人々は患者となる前のその人とどのようにかかわり，そのときと現在は何が同じで，何が変わったのか，などである．

　精神科看護師は病状と診断を基本情報として，観察し，かかわるのだが，個人につけられる診断名や症状は，その背景にある膨大な数の事例から一般化，普遍化されたものである．しかし，患者にとっては全て自分固有の「症状」であり「変化」なのである．病状や診断は，一般化，普遍化されることによって客観性を得るように思われるかもしれないが，全ての症状は，患者にとって，その人固有の個別な変化なのである．

　したがって患者が感じ，体験していることの内実が一般化された症状と必ずしも一致しないことがある．精神疾患による患者の生活上の困りごとが，正確には診断側に伝わっていない場合がありえるのである．最新の精神医学でデータに基づいた検査，診断を行っても，被験者である患者と，そもそもの情報源である患者からの情報がかみ合わなければ治療が機能しているとはいえない．そのため，患者が適切に理解できるような言葉で，自己決定してもらえるような情報提供が必要である．

　また，患者が自己決定したとしても，その決定を患者に押しつけるものではない．専門職がチームで役割を分担し，患者とのつながりを失わないようにして，患者となった人を孤立させないことが必要なのである．

❖「その人にかかわる糸口」

　事例検討で求めている「その人にかかわる糸口」は，今の生きにくさなのである．看護師が焦点をあてるのは，生活者としてのその人のデータではなく立体像である．精神症状について他の人との違いを強調したり，特異的症状に注目をしたりしてしまうと，患者が実際に何を体験しているのかが把握できない．よくみているつもりが，逆に見失いかねない．

　「人から見られている」と感じ，怖い思いをしていると話す患者もいれば，決して話さない患者もいる．言葉に出しても「人に見られている」で

はなく,「暴力団に監視されている」という表現をする人もいれば,「隣人が壁を透して見ている…と思う」など,体験はその人の身体感覚やそれまでの生活体験によって異なっている.そのため,危ないからと警察に逃げ込もうとしたり,病院より安全な場所は刑務所しかないと真剣に話したりするのだ.

どのような感じ方,語り口であったとしても,ケアは必要ない,助けてもらうことはできないと患者が考えていれば,接していくための方法はマニュアル通りにはいかない.

「見られている」という症状に合わせた対応だけでは,患者の真意とズレが生じる.このような患者へのアプローチでは,それまでの患者への接し方を見直し,柔軟なかかわりを探し出すことが事例検討の目的になる.マニュアルの見直し作業が必要になるときに,一人ひとりの患者についての事例検討が必要になるゆえんである.マニュアルに書かれていないこと,患者の生きにくさがどのようなものであっても,その軽減を図るためには誰が何をきっかけにかかわったらよいのだろうか.その目標は,患者が怯えずに,その人らしさを取り戻すための援助方法を考えることなのである.

しかし,ケアをしてきたことの全てを見直さなくてはならないということではない.また一般化し普遍化された診断や治療を疎かにすることでもない.「入院できてホッとした,ここにいれば狙われない」と,安心できたと話す患者も少なくない.入院治療を終えて,「回復の見通しが立ったのは薬のおかげ」と話す患者もいる.「精神疾患患者＝怠薬傾向」と思いがちだが,一度も服薬中断することなく過ごし,再発に至らない患者もいることを忘れてはならない.

❖ 個別性と普遍性の枠組みと看護の役割

退院後,患者はどのような家族環境にいて,疾患とどのようにつきあっているのか,これを病棟に勤務する看護師が把握することは難しい.しかし,情報を得る方法はある.外来看護師や訪問看護師,担当のPSW(psychiatric social worker：精神保健福祉士)と連絡するなどである.患者の回復段階や,家族との折り合いを知り,情報を共有していくような継続したかかわりが必要である.武井はこれを,一人ひとりの状況に応じた,「柔らかい理解」と医療の援助システムを活用した「普遍的・一般的な"硬い"理解」の2つの枠組みをもつことが,患者理解の視点として重要であるとしている.

事例検討もまた,患者の個別性と普遍性の枠組みの両方をみながら,看護師の役割を考えていくことが前提である.事例検討によって,患者の生活体験と最新精神医学の知見の調和が図られ,その検討の積み重ねが実践

に活用されて，生きた知識と技術になっていくのである．

▶▶ 生活の新しい手だてを探す

　生きていくということは，次々に起こる出来事への調整力が試され，鍛えられることの連続である．さまざまな出来事に遭遇すれば，それを乗り越えるために危機をかわそうとし，回避できたこと・できなかったことで自分の対処能力や対人的な作法が身についていく．

　発達段階や成長に至る過程で，段階的に必ず遭遇する出来事や予期せぬ危機は人を鍛える．一方で，個人の判断や行動だけでは避けきれないこと，家族の支えだけでは危機をうまくかわせないこともある．これは，その人の「傷」として残る出来事となる．患者の多くは，この危機をかわせなかったり，精神疾患という日常生活を不自由にさせてしまう出来事の渦中にいたりする．

　事例検討では，入院までに遭遇した出来事の大きさや失敗だけに注目しない．「その出来事がその人に与えている影響は何なのか」に関心を向ける．他者からみれば小さな出来事であっても，人によっては，上手くかわせないタイミングがあったのだと考える．小さな躓きのようにみえていても，連続すると，一人では自分を支えきれないことも出てくるからである．

❖ 患者の具体的な困りごとに看護師がかかわること

　かかわりのきっかけは，患者の個性だけでなくちょっとした癖やモノ，コトに対するこだわりなどである．精神症状の改善が得られなくても，それに対処しようとして患者の生活上の困りごとへのかかわりである．親子，兄弟姉妹の関係や，幼少期・思春期における友人，その成長の節目に現れたであろう人やモノ，コトを入院時のエピソードとしてではなく，患者に備わった生活体験の一部として見直してみる．仮に奇異にみられる行動であっても，精神症状への患者なりの対処としての防衛反応だとわかれば話は別である．患者への理解と患者への対応を変えていかなくてはならない．

　筆者は新人のときに入浴を拒否し，何十年ものあいだ，病棟の洗面所で行水している患者と出会った．冬に上半身裸になり，肌を水で洗っている姿は，文字通り寒々しいものがあった．一度，強く入浴を勧めたときに，その患者からいつも出てくる「ほっといてくれ」という言葉ではなく，「これでいいんです」というつぶやきを聞いた．看護師には，精神症状は苦しいものであるに違いないという前提がある．しかし，患者はつらいには違いないとしても，「今はこれでよい」と言っている．

　その後，この患者とは行水や服装に関する話題を避け，患者が関心を

もっていた社会問題の話をするようにした．筆者が病棟異動となり，病棟を去るあいさつをしに行ったときには，質問していないのに，行水は続けると笑顔で話してくれた．止めればいいのではなく，なぜそれをせざるをえないか，患者のこだわりは患者にとってどのような意味があるのか．その出来事を病状の影響から説明をしようとすればできるのだが，それだけではなく患者が出している答えにまずどのように応じるか，そこで看護師も試されるのだと思われる．

❖ 不健康な面から健康を維持する方法への視点のスライド

事例検討では，患者に生活をしづらくさせている症状の影響から，少しだけでも楽になれる手助けの方法を検討する．そのためには看護師が「症状＝患者」と考えるのではなく，患者が行ってきた生活と体験に根ざした新たな選択肢を見つけ出さなくてはならない．事例検討によって行われる患者にかかわる過程の見直しは結果的に，患者の不健康な面からその人なりの健康を維持する方法に視点がスライドする．そのスライドは経験を重ねても，固定しないものにしたい．

なぜなら患者の警戒心や戸惑い，怒りやあきらめを変化させていくためには，看護師のゆるぎない態度さえも患者を脅かす危険があるからである．看護師がかかわろうとするのは患者の生活の新しい手だてを探すことであり，その患者の生活を型にはめ込むことではないからである．

▶▶ ケアを語ることの危うさと心地よさ

人は人から阻害される環境におかれたり，過酷な課題を課せられたりすることによって疲弊し，生活のバランスを崩す．その結果，精神の変調をきたすことがあったとしても，人には人として生きていく権利がある．

そのことは患者であろうと，看護師であろうと，同じである．看護師は患者の可能性を信じ，その変化と成長にかかわろうとする一方，患者と看護師のかかわりのなかで起こる矛盾や葛藤を感じながらケアを行う．矛盾を正し，葛藤の解決に向けて「患者―看護師関係」を良好にするため，患者の意向に合わせた看護を行う提案をすると，時には他の看護師との意見の対立につながることもある．患者の意向に沿うということは，決められている病棟のルールを見直さざるをえなくなることがあるからである．患者の回復の歩調に合わせれば，一人ひとりの患者にかかわる時間のかけ方も変えなくてはならない．優先順位のつけ方も変わり，その結果，病棟全体の業務の見直しが必要になってくる．

❖ 患者らしい生活の実現をめざす

患者がその人らしい個性を活かして生きることを支えるには，患者と看

護師とのつながりが不可欠であるものの,そのつながりは,拒絶されたり,過度に依存されたりすることもある.その過程は,成長と回復に必要な段階であるが,拒絶や過度な依存をされる看護師には,つらい体験ともなる.

また,拒絶への対応や過度な依存を軽減していく過程では,逆に患者を抱え込むことがある.このことは時に,患者の尊厳を奪うことにつながる.患者の自己実現が妨げられないように認識しておかなくてはならない.看護師としても患者と直面化するつらい体験である.

しかし,患者の生きづらい現状を指摘し,変わっていこうと提案することは,看護師の重要な役割であるため,看護師が孤立しないでかかわれるようなチームでの対応も検討しなくてはならない.だが,なかには「患者に自分が精神疾患患者であるという自己理解を求めることは過酷であり,患者を追いつめるようなことはするべきではない」という考え方をするスタッフもいるため,スタッフ間での十分な話し合いが必要になってくる.

看護師が患者のその人らしい生活の実現をめざした取り組みは,患者だけの問題でなく,患者と看護師,その他の医療者,そして患者の家族や地域社会の問題でもある.必然的にケアプランは患者,家族,友人,地域社会なども含むスケールの大きな視点でつくらなくてはならない.そのためには看護師が,患者の現在の心情と回復の見通しについて共有できるように事例検討を積み重ねておくことが必要なのである.

❖「わかっていないこと」を知る

患者との日々のかかわりは,患者を「わかろう」としている一方で,ここまでは「わかっている」という前提で行われている.看護を行うときに思い込みに陥らないようにするのも,事例検討の意義の一つである.「わかっている」はずの患者のことが,実は意外と「わかっていない」ことを「知る」という機会は少なくないからである.

看護師が入院患者に対して「家族に会いたいでしょ」という質問をするときには,看護師の意図として「患者は家族に会いたいはずだ」「家族との再会で患者に喜んでもらえるはずだ」という前提がある.患者が「会いたい」という返事をしていたとしても,実際に面会が実現しても,患者,家族双方からの会話らしい会話はみられず,気まずい時間だけが経過するという経験をしている看護師は少なくないはずである.それどころか,患者が家族を残して部屋から出て行ってしまい,患者からは二度と面会を希望する意思が示されなくなってしまうこともある.患者と家族の両者の沈黙には,さまざまな背景が推測されるが,少なくとも患者の意に反した面会であり,再会には,しばしの時間を要することになったことだけは明らかである.患者の気持ちを「わかっている」というスタッフ間のとらえ方

は，看護師には患者のことが「わかっているはず」という暗黙の了解によって成り立っていたのである．

事例検討はこの，「わかっているはず」という暗黙の了解から，患者にとって，そのときに必要であった家族との関係についてわかっていくこと，そのことを確かめ，より賢明な判断をつくり出していく作業といえる．

❖「わかっていないこと」から「わかるために必要なこと」に気づく

事例検討は，「わかっていないこと」から「わかるために必要なこと」に気づくために，看護師の戸惑いや異和感，抵抗感，不安などを手がかりにする．看護をしていて，いつの間にか重い気持ちになったときや，患者とのやりとりがスムーズではないという感じがきっかけとなる．これらのきっかけは，看護場面のなかでは一見，マイナスなイメージに感じられるが，マイナス場面としてとらえるのではなく，看護の転換点として考えていくことが必要なのである．患者にとっても入院は，社会生活上ではマイナスととらえられがちである．この患者の入院体験をできるだけ豊かな経験として位置づけ直していくのも，看護師の役割である．その点で看護師の体験と患者の体験には共通点がある．

したがって看護師は，事例検討によって他の看護師の経験の力を借り，かかわりを振り返ることにより，「マイナスの看護場面」から新たな看護の取り組みのエネルギーが得られるのである．

（末安民生）

◎参考文献
・武井麻子，江口重幸，末安民生，他．系統看護学講座　専門分野Ⅱ　精神看護学1　精神看護の基礎．第4版．医学書院；2013．

付 録

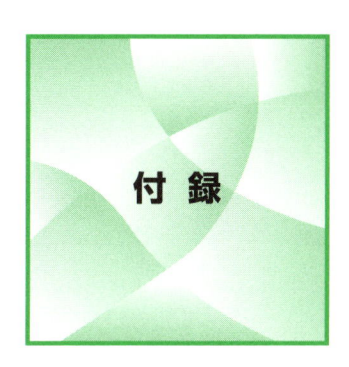

1. 事例報告用紙

2. プロセスレコード

3. 記録用紙

4. 事例検討会後の事例提供者の感想

5. 読んでほしい図書一覧

1 事例報告用紙

事例検討会　報告用紙

- 事例報告用紙は個人や施設，地域を特定できる固有名詞や表現は避けてください．また，事例検討会以外には使用いたしません．
- 事例報告用紙は参加者へコピーを配布いたします．事例検討会後は回収し，シュレッダーにて破棄いたします．

Ⅰ．患者のプロフィール（入院までの生活歴，入院後の治療，看護の経過など）

年齢（　　　　）歳代　　性別（男・女）　　かかわりの開始（　　　　　　　）頃から

Ⅱ．事例提供の動機（なぜこの事例を選んだのか，何を話し合いたいかなど）

Ⅲ．問題と感じている出来事と今後の見通し（援助をめぐって感じている困難感や行き詰まり，患者やスタッフの言動に異和感を覚えた気がかりな場面など．プロセスレコードなどの添付も可）

Ⅳ．患者をめぐる病棟の状況　（隔離室の有無，他の病棟との連携，スタッフの配置数など）

Ⅴ．もし，この事例のかかわりにタイトルをつけるとしたら？

記載日　　　年　　月　　日
所属施設／所属部署（　　　　　　　　）　氏名（　　　　　　　　）
事例提出締切日　　　年　　月　　日

（日本精神科看護協会研修会資料より）

2 プロセスレコード

プロセスレコード

患者（頭文字）　　　状況説明（いつ，どんなとき）

とりあげた理由

私が見たこと／聞いたこと	私が感じたこと／考えたこと	私が言ったこと／行ったこと

全体のプロセスからわかったこと／わからないこと

3 記録用紙

事例検討会　記録用紙

日　　　時	
場　　　所	
参　加　者	
司　会　者	
記　録　係	
事 例 提 供 者	
ファシリテーター	

【事例紹介】

【事例検討の経過】（1～3枚以内）
・事例提供者が事例検討をしてもらいたいと思っていたこと
・ファシリテーターや参加者の重要な発言
・今後の展開について　など

※1週間以内に提出をお願いします　　　　　　　　　　提出先（　　　　　　　）

4 事例検討会後の事例提供者の感想

事例検討会後の事例提供者の感想

　　　　　　　　　　　　　　　　　　　　　　　　年　　月　　日（　）開催

所属施設／所属部署　（　　　　　）　氏名（　　　　　　　　）

- 事例検討会を終えてどのような感想をもったのか
- 検討してほしかったことは検討されたか
- 印象に残った発言はあったか　など

※1週間以内に提出をお願いします　　　　　　　　　　提出先（　　　　　　　）

5 読んでほしい図書一覧

1) 綾屋紗月, 熊谷晋一郎. 発達障害当事者研究（シリーズ ケアをひらく）. 医学書院；2008.
2) 石川准. 見えないものと見えるもの（シリーズ ケアをひらく）. 医学書院；2004.
3) 加藤典洋. 言語表現法講義. 岩波書店；1996.
4) 萱間真美, 林亜希子. ケースから学ぶ精神科訪問看護 11 事例検討会を振り返って～事例検討会の意義と進め方. コミュニティケア 2006；8（7）：70-76.
5) 末安民生, アビリティクラブたすけあい. 介護者が安心して働くためのケア者ノート―息ながく続けるための実践法. 筒井書房；2009.
6) 末安民生, 編. 精神科 退院支援ビギナーズノート. 中山書店；2009.
7) 武井麻子. 感情と看護―人とのかかわりを職業とすることの意味（シリーズ ケアをひらく）. 医学書院；2001.
8) 武井麻子. 「グループ」という方法. 医学書院；2002.
9) 武井麻子. グループと精神科看護. 金剛出版；2012.
10) 武井麻子. 精神看護学ノート 第2版. 医学書院；2005.
11) 武井麻子. 精神看護の基礎 精神看護学〈1〉（系統看護学講座 専門分野）第4版. 医学書院；2013.
12) 武井麻子. 精神看護の基礎 精神看護学〈2〉（系統看護学講座 専門分野）第4版. 医学書院；2013.
13) 武井麻子. ひと相手の仕事はなぜ疲れるのか―感情労働の時代. 大和書房；2006.
14) 武井麻子, 深沢里子, 春見静子. ケースワーク・グループワーク（社会福祉援助技術各論）. 光生館；1994.
15) 武井麻子, 前田泰樹, 監訳. Pam Smith, 著. 感情労働としての看護. ゆみる出版；2000.
16) 鶴見俊輔. 家族とは何だろうか（鶴見俊輔座談）. 晶文社；1996.
17) 外口玉子. 看護事例検討集1 問われ, 問いつづける看護. 星和書店；1977.
18) 外口玉子. 人と場をつなぐケア―こころ病みつつ生きることへ. 医学書院；1988.
19) 外口玉子, 頼富淳子. "困りごと"からケアは始まる―実践からの学びを支えるスーパービジョン. ゆう書房；2008.
20) 外口玉子, 編. 精神科看護事例検討会ゼミナール 方法としての事例検討. 日本看護協会出版会；1981.
21) 外口玉子, 編. 精神科看護事例検討会ゼミナール2 事例検討と看護実践. 看護事例検討会；1982.
22) 外口玉子, 編. 精神科看護事例検討会ゼミナール4 事例検討と患者ケアの展開. バオバブ社；1984.
23) 土居健郎. 新訂 方法としての面接―臨床家のために. 医学書院；1992.
24) 中井久夫. こんなとき私はどうしてきたか（シリーズ ケアをひらく）. 医学書院；2007.
25) 中井久夫. サリヴァン, アメリカの精神科医. みすず書房；2013.
26) 中井久夫. 徴候・記憶・外傷. みすず書房；2004.
27) 中井久夫. 「伝える」ことと「伝わる」こと（中井久夫コレクション）. ちくま学芸文庫；2012.
28) 中井久夫, 安克昌, 岩井圭司, 他, 訳. Sullivan HS, 著. 分裂病は人間的過程である. みすず書房；1995.
29) 中井久夫, 今川正樹, 訳. Perry HS, 著. サリヴァンの生涯1. みすず書房；1985.
30) 中井久夫, 今川正樹, 訳. Perry HS, 著. サリヴァンの生涯2. みすず書房；1985.
31) 中井久夫, 山口直彦. 看護のための精神医学 第2版. 医学書院；2004.
32) 中井久夫, 訳. Herman JL, 著. 心的外傷と回復 増補版. みすず書房；1999.
33) 中井久夫, 訳. Kvarnes RG, Parloff GH, 編. サリヴァンの精神科セミナー. みすず書房；2006.
34) 中井久夫, 訳. Putnam FW, 著. 解離―若年期における病理と治療. みすず書房；2001.
35) 中井久夫, 訳. Sullivan HS, 著. 精神医学は対人関係論である. みすず書房；2002.
36) 中井久夫, 訳. Sullivan HS, 著. 精神医学的面接. みすず書房；1986.

37) 日本精神科看護技術協会, 監. **実践精神科看護テキスト〈基礎・専門基礎編〉第 1 巻 看護実践／看護倫理 改訂版**. 精神看護出版；2011.
38) 日本精神科看護技術協会, 監. **実践精神科看護テキスト〈基礎・専門基礎編〉第 2 巻 対人関係／グループアプローチ／家族関係 改訂版**. 精神看護出版；2011.
39) 日本精神科看護技術協会, 末安民生. **大切な人の「こころの病」に気づく―今すぐできる問診票付**. 朝日新聞出版；2010.
40) 宮本常一. **辺境を歩いた人々**. 河出書房新社；2005.
41) 松岡正剛. **未来のおとなへ語る わたしが情報について語るなら**. ポプラ社；2011.
42) 宮本真巳, 編著. **援助技法としてのプロセスレコード―自己一致からエンパワメントへ**. 精神看護出版；2003.
43) 宮本真巳. **感性を磨く技法　第 1 巻　看護場面の再構成**. 日本看護協会出版会；1995.
44) 宮本真巳. **感性を磨く技法　第 2 巻　「異和感」と援助者 アイデンティティ**. 日本看護協会出版会；1995.
45) 宮本真巳. **感性を磨く技法　第 3 巻　セルフケアを援助する**. 日本看護協会出版会；1996.
46) 宮本真巳. **感性を磨く技法　第 4 巻　面接技法から学ぶ**. 日本看護協会出版会；1998.

あとがき

　序文でもふれたように本書は，精神科看護における事例検討の本であると同時に，私の学生時代からの「患者―看護師」関係について感じていたことや考えてきたことを整理したものともいえます．
　精神科看護師は現在11万人ほどが精神科病院での臨床業務につき，32万人ほどの入院患者さん，300万人ほどの外来患者さんと向き合っています．その臨床は不思議な「謎」のような出来事に満ちあふれています．ですが，それを不思議だ，謎だと思わない人もいます．看護師の毎日は平凡な時間の繰り返しだ，患者はそんなものだ，看護師は指示された業務を無難にこなしてればいい…なんて，つまらないじゃないですか．

　そこで，看護の仕事を面白くするためには何が「謎」なのか，「問い」を立てる練習が必要です．
　どうやって問題を解決するのかではなく，なぜその「問題」が発生するのかということです．なかなか答えの出ないことが多いですし，「問題」が見つかり，その問題の原因を知ると次の問題を発見してしまうことになり，ややこしいです．事例検討はそのややこしさを手がかりにして，何らかの解決の道を探る方法だといえます．

　本書は現在，日本精神科看護協会(以下，日精看)を中心に行われている現在進行形の事例検討の方法をまとめました．また，全国でさまざまに行われている事例検討「会」について，実践に活かせるように参加していると「こんな感じなのか」と，わかるようにライブ感あふれる本をめざしました．ややこしい表現もなくはないですが，「どなたでも始めてみてはどうでしょうか」という提案本でもあります．

　「人間は馴染んだものに執着して，馴染まないものを否定する傾向」があり「"馴染まない"ものに対して"わかろう"とする姿勢をなくしてしまう」といったのは『「甘え」の構造』(弘文堂；2007)の著者である土居健郎先生です．患者さんや自分自身のことに対して関心を失うのは悲しいことです．確かに，なぜ，と「問い」を立て続けるのは少し面倒なことではあるのです．しかし，そのことを怠るということは，人とかかわる仕事の誇りも失うことに等しいのではないかとも思います．つまり，本書では自分自身が看護師としての「賞味期限切れ」にならないようにしたいという自戒も込めました．

　本書の作成に関しては実にさまざまな方々のお力添えをいただきました．
　東京と京都の日精看の研修センターで実践事例検討を運営しているスタッフとそのグループワークのファシリテーターである精神科認定看護師や日精看会員の腕利きの皆さん，一人ひとりお名前を記しませんけれども，ありがとうございました．本書の「執筆協力者」として，お名前を記した方々だけではなく多くの方々にご協力をいただきました．日精看の仲野栄専務には最終原稿の推敲もお願いしました．ありがとうございました．
　日精看の事例検討の理論的な支柱であり，東京での事例検討を率いてくださっている東京医科歯科大学名誉教授，亀田医療大学教授の宮本真巳先生には，長いあいだにわたってのご指導をいただいていま

す．本当にありがとうございます．

　また，私の「腕磨き」のために，長年にわたって事例検討会に参加させていただいている日本赤十字看護大学教授の武井麻子先生，小宮敬子先生，講師の鷹野朋実先生，スタッフのみなさん，どうもありがとうございます．

　そして，全国で事例検討会をとおして知り合い，今も毎日患者さんと向き合って「謎」探しと「問い」への答えを考え続けて奮闘している看護師の皆さんもありがとうございます．

　本書の執筆陣で，もっとも骨の折れる章の執筆に力を注いでくれた南部町国民健康保険西伯病院の高田久美さん，今まで行われた数多くの事例検討をまとめてくれた佛教大学の吉川陽子さん，私の同僚でもあり本書をつくる全過程をひやひやしながら最後までフォローしてくれた西池絵衣子さんもありがとうございます．

　最後になりますが，中山書店編集部の島田陽子さんには最後の最後の最後まであきらめずに本書の作成にお力添えをいただきました．こころから感謝いたします．

末安民生

索 引

あ
- あいさつ ……………………… 76
- 相づち ………………………… 43
- あいまいな部分 ……………… 14
- 焦り …………………………… 54
- アフター・ミーティング …… 73
- アプローチの方法 ……………… 4
- 新たな患者像 ………………… 62
- 安全に学ぶ ……………………… 3
- 暗黙のうちに ………………… 53
- 暗黙の了解 …………………… 115

い
- 言い残したこと ……………… 96
- 怒り …………………………… 54
- 息を合わせる ………………… 38
- 依存的な気持ち ……………… 60
- 異和感 ………………………… 67

う
- 腕や足を組む ………………… 66
- うなづき ……………………… 43
- 運営ルール …………………… 36

え
- エモーショナル・リテラシー … 6

お
- オープン・クエスチョン …… 62
- お互いの顔が見える ………… 35
- お互いを知る ………………… 38
- 思い出せないこと ……………… 4

か
- 開催場所 ……………………… 35
- 会場セッティング …………… 35
- かかわり ………………………… 2
- かかわりが少なかった患者 … 18
- かかわりの知恵や工夫 ……… 43
- 隠された意味 ………………… 14
- 過去に事例提供したことのある患者 … 18
- 家族の関係 …………………… 81
- 課題限定 ……………………… 13
- 硬い理解 ……………………… 111
- かたち ………………………… 12
- 語られていないこと ………… 104
- 萱間真美 ……………………… 10
- 考えたこと …………………… 62
- 関係軸 ………………………… 51
- 看護倫理 ……………………… 13
- 感じ …………………………… 19
- 感じたこと …………………… 62
- 「患者―看護師」関係 ………… 9
- 患者情報 ……………………… 25
- 患者の関心 …………………… 95
- 患者の同意 …………………… 28
- 患者のプロフィール ……… 24, 26
- 患者を脅かす危険 …………… 113
- 感情パターン …………………… 7
- カンファレンス ……………… 15

き
- 企画運営法 …………………… 12
- 聴く …………………………… 27
- 気づき ………………………… 18
- 気づきを整理する …………… 37
- 気の重い作業 ………………… 39
- 気持ちの高まり ……………… 16
- 気持ちを抑える ……………… 47
- 境界 ……………………………… 3
- 協働支援的 …………………… 51
- 記録 …………………………… 36
- 記録係 ………………………… 37

く
- 暮らし方 …………………… 8, 81
- グループ活動の枠組み ………… 3
- クローズド・クエスチョン … 62

け
- ケアの困難さ ………………… 42
- 経験年数 ……………………… 65
- 経験を語り合う ……………… 88

127

	継続教育 ……………………	15
こ	交渉能力 ………………………	6
	個人情報の匿名化 ……………	28
	個人情報保護法 ………………	27
	個別性 …………………………	111
	個別な変化 ……………………	110
	根拠 ……………………………	69
	今後の見通し …………………	24
さ	査定型 …………………………	14
	参加者 …………………………	42
	参加者の態度 …………………	12
	参加者のモデル ………………	51
し	司会者 …………………………	72
	時間 ……………………………	12
	時間がずれる …………………	87
	時間軸 …………………………	51
	時間の管理 ……………………	39
	時間を気にかける ……………	96
	時間を止める …………………	18
	私語 ……………………………	42
	自己一致 ………………………	7
	事後原稿 ………………………	72
	自己紹介 ………………………	76
	自殺した患者 …………………	22
	支持型 …………………………	14
	自分が一度も受け持ったことのない患者	18
	自分の傾向 ……………………	53
	締めくくり ……………………	70
	熟練した看護師 ………………	2
	準備期間 ………………………	16
	消極的な姿勢を示す家族 ……	21
	上司の立場 ……………………	65
	少数意見 ………………………	60
	情報交換 ………………………	7

	職位 ……………………………	65
	職種・機関横断 ………………	13
	事例 ……………………………	16
	事例研究 ………………………	15
	事例検討会 ……………………	15
	事例提供者 ……………… 35,	46
	事例提供の動機 ……… 24, 26,	57
	事例の選び方 …………………	18
	事例報告用紙 …………………	23
	信頼感 …………………………	54
す	スーパーバイズ ………………	10
	スーパービジョン ……………	73
	スキルアップ …………………	13
	ズレが生じた …………………	67
せ	正解 ……………………………	4
	精神科看護事例検討会 ………	2
	精神保健福祉法 ………………	27
	戦闘的なポーズ ………………	66
そ	相互作用 ………………………	12
	その患者と話してみたくなる ………	72
	その場にいる …………………	42
た	大事なこと ……………………	5
	態度類型 ………………………	53
	タイミング ……………………	63
	対立している意見 ……………	68
	武井麻子 ………………………	10
	多様なものの考え方 …………	59
	足りないものがある …………	49
ち	小さな試み ……………………	10
	中立 ……………………………	50
	直面化型 ………………………	14
	沈黙 ……………………………	65
て	定員 ……………………………	32
と	問い ……………………………	5

「問い」を立てる …………………… 3
統合 ……………………………… 13
統合型 …………………………… 14
外口玉子 …………………… 2, 10
な 亡くなった人 …………………… 3
ナラティブアプローチ ………… 13
に 人数 ……………………………… 12
は バウンダリー …………………… 3
初めての自己紹介 ……………… 40
場所 ……………………………… 12
発言の真意 ……………………… 64
発言の少ない参加者 …………… 65
話すことが苦手 ………………… 38
ひ 非言語的メッセージ …………… 67
人となり ………………………… 40
批判しない ……………………… 59
ふ ファシリテーター ………… 33, 50
不安 ……………………………… 54
不消化感 ………………………… 71
不信感 …………………………… 54
不全感 …………………………… 54
腑に落ちる ……………………… 16
普遍性 ………………………… 111
フリーディスカッション ……… 13
プロセスレコード ……………… 7
ほ 方法としての事例検討 ………… 2
訪問看護 ………………………… 94
保健師助産師看護師法 ………… 27
ま 間 ………………………………… 58
マイナスの看護場面 ………… 115
み 身構えてしまう ………………… 40
見立て …………………………… 24
宮本真巳 …………… 7, 10, 14, 61
む 無視 ……………………………… 66

無力感 …………………………… 54
も 物語 ……………………………… 10
ものさし ………………………… 85
問題と感じている出来事 …… 24, 26
や 役割分担 ………………………… 40
やり残した感じ …………… 71, 97
柔らかい理解 ………………… 111
ゆ ゆったりとした気持ち ………… 56
よ 呼びかけ ………………………… 32
り リスクマネジメント …………… 6
臨床実践 ………………………… 15
倫理的配慮 ……………………… 27
わ わかっているはず …………… 115

欧文

PTSD …………………………… 49

中山書店の出版物に関する情報は，小社サポートページを御覧ください．
http://www.nakayamashoten.co.jp/bookss/define/support/support.html

実践に活かす！ 精神科看護 事例検討

2013年6月10日　初版 第1刷発行©〔検印省略〕
2015年9月10日　　　第2刷発行

編集	末安民生（すえやすたみ お）
発行者	平田　直
発行所	株式会社 中山書店
	〒113-8666　東京都文京区白山1-25-14
	TEL 03-3813-1100（代表）
	振替 00130-5-196565
	http://www.nakayamashoten.co.jp/
DTP制作・装丁	株式会社芳林社
印刷・製本	株式会社シナノ

ISBN978-4-521-73714-0
Published by Nakayama Shoten Co., Ltd. Printed in Japan
落丁・乱丁の場合はお取り替え致します

- 本書の複製権・上映権・譲渡権・公衆送信権（送信可能化権を含む）は株式会社中山書店が保有します．

- JCOPY 〈(社)出版者著作権管理機構 委託出版物〉
本書の無断複写は著作権法上での例外を除き禁じられています．複写される場合は，そのつど事前に，(社)出版者著作権管理機構（電話 03-3513-6969, FAX 03-3513-6979, e-mail：info@jcopy.or.jp）の許諾を得てください．

- 本書をスキャン・デジタルデータ化するなどの複製を無許諾で行う行為は，著作権法上での限られた例外（「私的使用のための複製」など）を除き著作権法違反となります．なお，大学・病院・企業などにおいて，内部的に業務上使用する目的で上記の行為を行うことは，私的使用には該当せず違法です．また私的使用のためであっても，代行業者等の第三者に依頼して使用する本人以外の者が上記の行為を行うことは違法です．

**難解な仕組みがわかる！
看護に活かせる！**

看護に必要な
精神保健制度ガイド 第3版

近年，精神保健や福祉をめぐる法・制度は複雑化し，専門職であっても把握が難しくなっている．本書では最新の診療報酬や介護報酬，障害者総合支援法などの情報を盛り込みながら，社会保障制度や入院形態・行動制限などを基本から解説．全項目，1項目につき2頁の構成で，コンパクトにまとめている．法律上の新しい概念・仕組みにあわせ，第3版では「認知症疾患医療センター」「アウトリーチ推進事業」など新規項目を追加した．

監修● **野中　猛**（日本福祉大学研究フェロー）
編集● **植田俊幸**（鳥取県立精神保健福祉センター）
　　　 佐々木明子（東京医科歯科大学大学院
　　　　　　　　　 保健衛生学研究科地域保健看護学）

CONTENTS

- 1章　社会保障制度
- 2章　医療保険制度
- 3章　介護保険制度
- 4章　精神科医療機関
- 5章　関係職種
- 6章　入院形態，行動制限
- 7章　権利擁護
- 8章　自傷他害をめぐる制度
- 9章　障害者総合支援法
- 10章　地域保健

四六判／並製／288頁／定価（本体2,600円＋税）

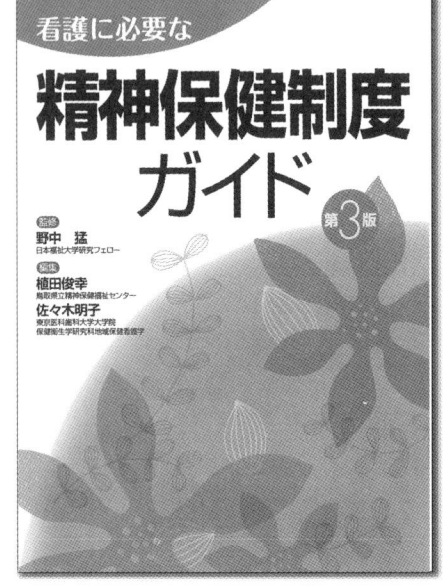

ISBN 978-4-521-73678-5

中山書店　〒113-8666 東京都文京区白山1-25-14　TEL 03-3813-1100　FAX 03-3816-1015
http://www.nakayamashoten.co.jp/

看護師の視点にこだわり，服薬を「続けてもらう」知識と技術を解説

精神科ナースが行う
服薬支援
臨床で活かす知識とワザ

編集●吉浜文洋（神奈川県立保健福祉大学保健福祉学部）
南風原泰（医療法人栗山会飯田病院精神科）

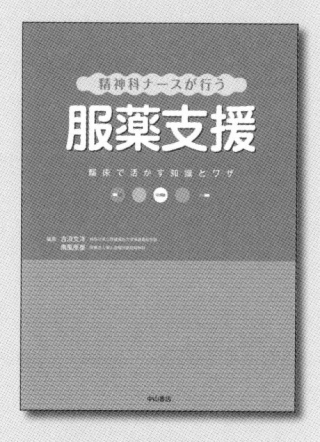

B5変型判／並製／184頁
定価2,730円（本体2,600円+税）
ISBN978-4-521-73269-5

向精神薬の種類や副作用などの基礎知識はもちろん，副作用の初期症状の気付き方，嗜好品と薬の関係，各施設での服薬支援の取り組みなど，「看護師の視点」にこだわった「知識とワザ」をわかりやすく解説しています．

CONTENTS

1章 精神科薬物療法の基礎知識
1 向精神薬とは：発見から現在の問題点まで
2 主な向精神薬と副作用
3 アドヒアランスとは何か
4 向精神薬と脳波検査

2章 看護師からみる薬物療法
1 セルフケア・アセスメントと薬物療法
2 嗜好品と薬物療法
3 薬物療法を当事者はどう受けとめているか

3章 薬物療法におけるチーム医療
1 それぞれの専門職に期待する役割：座談会から
2 薬物療法における看護師の役割

4章 不適切な服薬・服薬中断の事例
1 「のみにくさ」から処方の変更に至った事例
2 強い眠気の副作用により生活リズムが崩れた事例
3 薬物療法への否定的な考えから服薬を中断，再入院を繰り返した事例
4 幻聴への苦痛から過量服薬に至った事例
5 昏迷状態に陥り服薬に拒否を示す統合失調症患者の事例
6 薬による転倒リスクが高い高齢者の事例
7 患者の薬へのこだわりにより拒薬が生じた事例
8 非定型抗精神病薬の単剤化へのスイッチングがうまくいかなかった事例
9 家族の疾患への理解が低く，服薬中断に至った事例
10 外泊での「失敗」が退院後の服薬自己管理につながった事例
11 拒薬が続いた若い女性患者の事例

5章 服薬支援の実際
1 服薬支援の流れ
2 医療施設での取り組み
3 地域での取り組み

中山書店　〒113-8666　東京都文京区白山1-25-14　TEL 03-3813-1100　FAX 03-3816-1015
http://www.nakayamashoten.co.jp/

退院支援のHow toがわかる！
問題解決の糸口がみえる!!

精神科
退院支援
ビギナーズノート

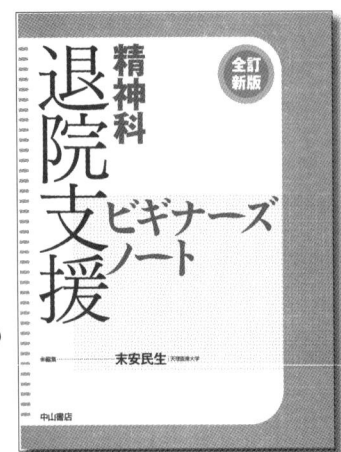

6年ぶりの全訂新版!!

編集◎末安民生（天理医療大学）

最新の法律・制度，診療報酬，臨床の実情にあわせリニューアル！
「どのように退院支援を始めたらいいか」「患者の強い拒否にあったとき」「スタッフの賛同が得られない場合」など，臨床の問題に答えるべく，Howtoから実践例，活用できる資源などを紹介．退院支援がうまく進まないとき，支援に自信がなくなったとき，問題解決の糸口がみえてくる1冊．

CONTENTS

1章 これからの精神科医療と退院支援
- 退院支援の目的
- 近年の精神科入院患者の現状
- 精神科入院患者をめぐる施策

2章 退院支援の目的と方法
- 退院支援のプロセス
- 急性期入院患者の退院支援のポイント
- 長期入院患者の退院支援のポイント
- 退院支援体制の確立
- 診療報酬制度と退院支援
- 介護保険制度と退院支援

3章 多職種で取り組む退院支援
- 医療機関内でのチームのつくり方
- 退院支援部署の機能
- 医療保護入院の退院支援
- 外来看護と退院支援
- 訪問看護と退院支援

4章 地域と取り組む退院支援
- 初めての取り組みで困ること
- 患者・家族の不安が強いとき
- 医療機関内での支援調整が困難なとき
- 地域相談支援と退院支援
  （地域との連携が困難なとき）
- 地域に資源がないと判断されたとき
- リカバリーの視点でどう取り組むか

5章 退院支援の実践事例
- クリティカルパス活用（入院期間が3カ月）の事例
- 地域生活を続けるために入院を活用した事例
- 入退院を20回以上繰り返していた事例
- 入院期間1年以上の事例
- 入院時の年齢が30歳以下の事例
- 精神病で介護保険を利用している事例など12事例

資料
- 訪問看護，障害者総合支援法，
  介護保険制度，生活保護制度

B5変型判／並製／2色刷／176頁／定価（本体2,700円+税）／ISBN978-4-521-74193-2

中山書店 〒113-8666 東京都文京区白山1-25-14　TEL 03-3813-1100　FAX 03-3816-1015
http://www.nakayamashoten.co.jp/